职业健康信访
典型案例评析

主 编 刘移民 刘建清 王 景

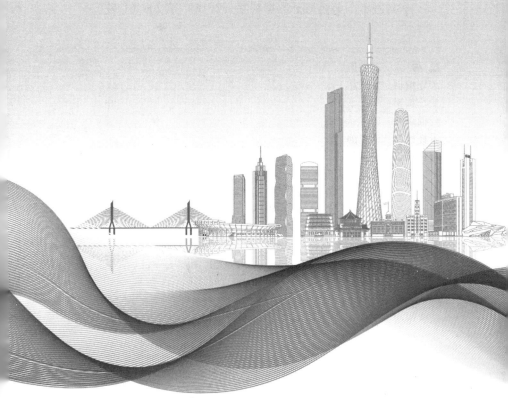

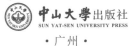

中山大学出版社
SUN YAT-SEN UNIVERSITY PRESS
·广州·

版权所有　翻印必究

图书在版编目（CIP）数据

职业健康信访典型案例评析/刘移民，刘建清，王景主编．—广州：中山大学出版社，2018.10
ISBN 978-7-306-06435-6

Ⅰ.①职…　Ⅱ.①刘…②刘…③王…　Ⅲ.①职业病—信访工作—案例—广州　Ⅳ.①R135

中国版本图书馆 CIP 数据核字（2018）第 209261 号

出 版 人：	王天琪
策划编辑：	鲁佳慧
责任编辑：	邓子华
封面设计：	曾　斌
责任校对：	谢贞静
责任技编：	何雅涛
出版发行：	中山大学出版社
电　　话：	编辑部 020-84110771，84113349，84111997，84110779
	发行部 020-84111998，84111981，84111160
地　　址：	广州市新港西路 135 号
邮　　编：	510275　传　真：020-84036565
网　　址：	http://www.zsup.com.cn　E-mail：zdcbs@mail.sysu.edu.cn
印 刷 者：	广州家联印刷有限公司
规　　格：	889mm×1230mm　1/32　6 印张　156 千字
版次印次：	2018 年 10 月第 1 版　2018 年 10 月第 1 次印刷
定　　价：	25.00 元

如发现本书因印装质量影响阅读，请与出版社发行部联系调换

谨以此书献给在职业健康监管战线上奋战八年的广东省各级安全生产监督管理部门的同志们!

以职业健康　促全面小康

本书编委会

主　　编　刘移民　刘建清　王　景
副主编　覃雄志　王　致
编写人员　（按姓氏笔画排序）
　　　　　　丁　志　王　致　王　景　文拥军
　　　　　　刘建清　刘移民　苏文进　李文晖
　　　　　　李旭东　巫春茂　陈　娜　陈　篮
　　　　　　林志雄　范德群　周　庆　郭　晓
　　　　　　黄　可　黄书保　黄宏超　黄亮云
　　　　　　彭立波　覃雄志

作者简介

刘移民，1961年出生。教授，主任医师。现任广州市职业病防治院（广州市第十二人民医院）首席科学家，广州市化学中毒救援中心主任，中山大学公共卫生学院及广州医科大学硕士研究生导师，从事职业卫生专业技术工作35年。

电子邮箱：ymliu61@163.com。

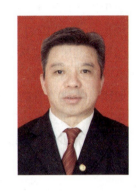

刘建清，1966年出生。现任广东省安全生产监督管理局安全监管四处处长。从事安全生产工作15年，其中，从事安全生产政策法规研究7年、职业健康监管工作5年，参与《中华人民共和国安全生产法》《国务院关于进一步加强企业安全生产工作的通知》等法律政策修改、制定，组织《广东省安全生产条例》修订和"三同时"监管政策制定，发表政策法规体制机制论文60余篇。

电子邮箱：liujqz@163.com。

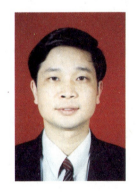

王景，1970年出生。现任广州市安全生产监督管理局职业安全健康监督管理处处长。受邀请作为新安全生产法修订座谈专家，参与制定《广东省及广州市安全生产条例》《广州市职业卫生监督管理规定》。主持编写《安全生产监督管理部门职业健康行政检查要点清单》。长期从事政府法制工作，在推进安全生产与职业健康一体化监管的规范化、制度化和法治化建设方面具有丰富的实践经验。

电子邮箱：gzajzac@gz.gov.cn。

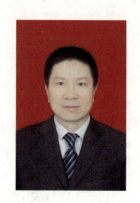

序

党的十九大报告指出，人民健康是民族昌盛和国家富强的重要标志。职业健康是国民健康的重要内容。推进职业健康，是促进人的全面发展的内在要求，也是经济社会发展的前提条件，更是决胜全面建成小康社会、夺取新时代中国特色社会主义伟大胜利的重要基础。党中央、国务院一直高度重视职业健康工作，习近平总书记多次对职业健康工作作出重要批示指示："要加强安全生产工作，推进职业病危害源头治理""努力让劳动者实现体面劳动、全面发展""没有全民健康，就没有全面小康"。

自2010年，按照中央编办印发的《关于职业卫生监管部门职责分工的通知》精神和《中华人民共和国职业病防治法》的规定，安全生产监督管理部门开始承担工作场所职业健康监管职责。8年来，"安监人"在职业健康事业的改革发展熔炉和磨砺中不忘初心，务实创新，全面发力，多点突破，从创立、壮大监管队伍到提升法治制度供给力，从强化落实用人单位职业病防治主体责任到严格落实政府职业健康责任制的考核问责，从推行危害风险分级分类监管到拓展职业卫生技术服务社会化，从深化重点行业职业病防治专项治理到践行安全生产与职业健康一体化监管，从增强职业健康预防性监管执法到突破职业病防治源头治理，无不呈现了全国职业健康监管战线的同志们在激情燃烧的

8年岁月中所付出的辛劳汗水和取得的历史功绩,展现了勇于创新、敢于担当、"钉钉子"的"安监人"精神和风采。

经过长期不懈的努力,全国职业健康工作取得了积极进展,保持了稳定趋好的职业病防治态势。但是,我们必须清醒地认识到,职业病防治工作还面临诸多不足和困难,职业健康监管法治制度远未完善。目前,一个突出的问题是,在全国范围内各类职业健康信访案件数量正处在上升态势,有的案件处置稍有不慎则容易引发群体性事件。这也是人民群众日益增长的美好生活需要和不平衡、不充分发展之间的矛盾的一种表现形式。一方面,随着中国特色社会主义进入新时代,社会各界对职业健康的关注度大大提升,劳动者的法制意识、维权意识也在快速增强;另一方面,一些用人单位的生产工艺仍然存在较大危害风险,职业病防治主体责任的落实还存在不少问题,劳动者的职业健康权益保障工作有待加强。各地、各级担负职业健康监管职责的党员干部一定要保持时不我待、只争朝夕的奋斗精神,不仅要做到与劳动者同呼吸、共命运、心连心,采取有力措施保障其职业安全健康权益,还要依法保障用人单位的正常生产经营,不断提升职业健康监管水平,以促进当地经济社会文明发展。

本书顺应全面推进依法治国的战略布局,聚焦实施健康中国战略,立意深远,构思独特,选题新颖,实例丰富。书中既有对党和国家相关信访工作最新方针政策和措施要求的综合运用,又有对职业健康领域各种专业难点知识的深入剖析;既有对职业健康法律法规重点条款适用的精辟论述,又有正确处理各种各类现实信访诉求问题的良策妙法;既有广州市部分区安全生产监管部门信访工作的实战成果和宝贵经验,又有对推进职业健康事业长远发展的对策思考与精彩点评。

"虽不能至,心向往之。"本书收录的广州市职业健康信访的10例典型案例,再现了劳动者在职业病的预防、诊治、保障三个环节中的多项诉求交织叠加,所涉及的每一个用人单位在落实职业病防治主体责任情况上又有千差万别。本书借助典型案例,以案释法、以案说理、以案诉情,致力于从"知识传授"向"方法启迪"转变,实现从"理性分析"到"法治精神"的跃升。虽然选取的样本只有10例,但这是职业健康领域信访疑难案件研究的一种有益尝试,为解决职业健康法治实践问题提供了一种思路和方法,并对实现职业健康涉诉信访的法治化解决和推进用人单位落实职业病防治主体责任实践提出了合理化建议,具有一定的现实意义,有助于职业健康监管执法人员及用人单位参考使用、查漏补缺和完善管理。本书不仅值得全国同行学习借鉴,还对广大读者有所裨益。

最后,向奋战在全国职业病防治一线的职业健康监管执法人员、职业卫生技术服务人员、用人单位和广大劳动者致以最诚挚的问候和谢意!

教授级高级工程师,中国职业安全健康协会副理事长兼秘书长
2018年9月

前　言

职业健康关乎民生福祉，关乎社会文明发展，关乎健康中国战略的实现。当前，我国工业化、城镇化步伐加快，农村富余劳动力继续向城镇转移，国家支持和鼓励大众创业，拓宽增收渠道。以外来劳务工为主体的劳动者的生命安全和身体健康也越来越受到广泛关注。没有全民健康，就没有全面小康。保障劳动者的生命安全健康是人民群众对美好生活的向往的重要内容，也是职业健康监管的出发点和归宿点。

近年来，广州市职业健康监管工作在中共广州市委、广州市人民政府的正确领导下，在广东省安全生产监督管理局的直接指导和帮助下，全面贯彻党的十九大精神，以习近平新时代中国特色社会主义思想为指导，深入贯彻习近平总书记重要讲话精神，坚守安全生产红线意识，按照法治创建、强基固本的工作思路，不断深化改革、攻坚克难，坚持严抓严管、系统治理、综合施策，职业病防治工作取得了积极进展。但是，随着一些历史沉积形成的职业健康问题凸显，劳动者的法律意识和维权意识增强，职业健康领域的信访投诉日趋增多，而且诉求各异、协调难度大、处置时间跨度长，具有易反复、难结案的特点。为了深入探索和归纳职业健康信访案的发生规律和特征，寻找解决职业健康信访问题的有效方式方法，不断提高职业健康信访处理结案率，本书总结分析了广州市近几年来办结的10例职业健康信访案例，希望借此唤醒与教育用人单位全面依法落实职业病防治主体责任，切实承担起保障劳动者的职业健康合法权益的法律义务；告诫与启发职业健康监管执法者始终坚持以人民为中心，始终为人民生命健康而依法履职，耐心细致、敢于担当地处理好每一名疑似职业病或者职业病患者的诊断、治疗和社会保障工作，防止发生不正常的越级上访、缠访，甚至闹访事件，坚决防范一般职业病危害事故演变为重大群体性事件，维护社会和谐稳定。

　　实践是法律的生命力所在。本书以现实案例为源，坚持以问题和目标为导向，以法律适用分析为落脚点，希望体现对客观事实的尊重和生命健康的守望。本书是集体智慧的结晶，所收集的案例主要是近几年来广州市安全生产监督管理战线在处理职业健康信访工作中的经验教训和丰硕成果。本书由广州市医学重点学科建设项目（编号：穗卫科教〔2016〕27号）经费资助出版。广州市安全生产监督管理局对本书的编审给予有力指导，国家和省有关方面给予大力支持。马骏老师欣然为本书作序。广州市番禺区、白云区、黄埔区、南沙区、天河区、荔湾区和花都区安全监管局的执法监管人员为本书的编写提供了大量素材。广东省安全生产科学技术研究院、广东省职业病防治院、广东省安全生产技术中心、广州市职业病防治院的部分专家也对本书提出了很多宝贵点评意见和建议，在此一并致谢。由于编审者水平有限，编写时间仓促，错漏难免，敬请读者及时给予指正。

编者
2018年9月

目录 CONTENTS

案例一　广州市黄埔区某科技电池有限公司职业病危害纠纷
　　　　信访投诉 …………………………………………… 1
案例二　广州市南沙区某革具有限公司劳动者职业性肺癌诊断
　　　　纠纷信访投诉 ……………………………………… 24
案例三　广州市白云区某生活环境无害化处理中心劳动合同
　　　　解除纠纷信访投诉 ………………………………… 41
案例四　广州市箱包制鞋行业职业性急性1,2-二氯乙烷中毒
　　　　危害事件 …………………………………………… 57
案例五　广州市天河区某人力资源有限公司劳动者职业病医疗
　　　　纠纷信访投诉 ……………………………………… 70
案例六　广州市萝岗区某娱乐用品有限公司职业性手臂振动病
　　　　危害信访投诉 ……………………………………… 87
案例七　广州市荔湾区某船舶有限公司劳动者职业病危害纠纷
　　　　信访投诉 …………………………………………… 96
案例八　广州市南沙区某药品有限公司劳动者职业病诊断纠纷
　　　　信访投诉 …………………………………………… 107

案例九 广州市从化区某饰品有限公司劳动者职业病诊断纠纷
　　　　信访投诉·· 118
案例十 广州市白云区某交通技术工程有限公司职业病危害
　　　　纠纷信访投诉·· 134
附录 中华人民共和国职业病防治法························· 147

参考文献·· 171

案例一　广州市黄埔区[①]某科技电池有限公司职业病危害纠纷信访投诉

【案例背景】

广州市黄埔区某科技电池有限公司（下称"科技电池公司"）是一家外商独资的铅酸蓄电池生产企业，于2003年5月建成投产，有员工480人，主要生产UPS电源蓄电池。工作场所存在的职业病危害因素有化学毒物（铅烟、铅尘、硫酸、氢氧化钠、环氧树脂）、其他粉尘、噪声、高温、工频电磁场。

从建成投产至2015年7月，科技电池公司员工被诊断出包括中度噪声聋和慢性轻度铅中毒在内的9例职业病。2015年6月，科技电池公司组织进行的职业健康检查结果显示，有18人血铅异常和15人听力异常。

2014年12月上旬，因科技电池公司员工食堂的食物中毒事件处置不当，引发近百名工人停工静坐。2014年12月中旬，停工纠纷经黄埔区委、区政府和相关职能部门的果断应对、妥善处置，劳动者同意复工。停工期间，该公司积极与停工代表程某、彭某等4名员工进行沟通和协商，后通过劳动仲裁部门依法与

---

① 2014年2月，经国务院同意，广州市萝岗区和黄埔区合并组建新的黄埔区。

4名停工代表解除了劳动合同并给予经济赔偿。但自2015年1月，陆续有该公司的员工向属地安全监管部门投诉科技电池公司存在职业卫生违法问题，投诉人员中以停工代表程某的过激信访为甚。

程某，男，非广州户籍，不属于职业病病人，在员工停工期间与该公司依法解除劳动合同，其通过走访、邮件、电话等多种方式分别向省、市、区的环保、卫生计生、安全监管、人社等三级部门信访投诉科技电池公司存在职业卫生和环境保护的违法问题，而且扬言采取汽油自焚、农药自杀、管制刀具自残等方式闹访、缠访，成为属地维稳重点关注对象。

【案例回放】

为依法调查处理科技电池公司职业健康违法的问题，2014年12月18日，在广东广播电视台的见证下，黄埔区安全生产监督管理局（后文"安全生产监督管理局"称为"安全监管局"）、黄埔区总工会、科技电池公司管理人员和员工代表、广州市职业病防治院等五方经过协商，共同签订了《科技电池公司工作场所职业病危害因素检测与评价方案》，由黄埔区安全监管局委托广州市职业病防治院实施政府监督监测。

2015年1月7日，黄埔区安全监管局收到广州市职业病防治院出具的《科技电池公司职业病危害因素检测报告书》。2015年1月9日，黄埔区安全监管局依据检测报告书，向科技电池公司下达"责令限期整改指令书"并立案调查。2015年4月，黄埔区安全监管局依照《中华人民共和国职业病防治法》第七十三条的规定，依法向科技电池公司送达行政处罚决定书，责令其停止"存在职业病危害因素超标岗位"的作业。2015年4月17日，黄埔区安全监管局在法定整改复查期限内，委托广州市职业病防治院对科技电池公司的超标岗位进行复测。2015年5月4日，广州市职业病防治院出具了复测"检测报告书",确认科技电池公司的组立课超标作业岗位铅尘浓度的检测结果符合相关国家职业卫生标准规定的接触限值。

经过黄埔区安全监管局依法处置,科技电池公司的职业病防治和职业卫生管理工作有较大提升。然而,程某于 2015 年 6 月 29 日再次前往广东省安全监管局进行信访投诉。广州市安全监管局按照广东省安全监管局的转办意见依法受理并组织办案力量多次前往科技电池公司进行全方位调查取证,不仅核查了科技电池公司的职业病防护设施"三同时"、基础管理档案等台账资料,以及黄埔区安全监管局的执法办案资料、受委托职业卫生技术服务机构开展监督监测的原始材料,还组织询问调查了科技电池公司的企业负责人、管理层、程某本人、信访人的工友,以及职业卫生技术服务机构的检测人员。根据调查结果,广州市安全监管局依法对该公司在职业卫生档案管理、培训教育和职业病危害告知等方面存在的违法行为制作行政执法文书,责令该公司限期整改。

为确保检测数据的权威性,广州市安全监管局决定委托具有甲级职业卫生技术服务资质的广东省安全生产技术中心对科技电池公司实施了突击性的工作场所监督监测,并根据监测结果,将铅烟、铅尘浓度超标的问题依法进行查处。经过近 2 个月的调查取证,2015 年 8 月 12 日,广州市安全监管局按照规定向程某送达"信访答复书"。程某收到"信访答复书"后表示不服,于 2015 年 8 月 19 日再次前往广东省安全监管局缠访,并扬言在 2015 年 9 月 3 日国家大阅兵期间到原国家安全生产监督管理总局[①]上访。在广州市当地相关部门的大力协助下,市、区两级安

---

① 2018 年 3 月 13 日,第十三届全国人大一次会议审议国务院机构改革方案,组建应急管理部,不再保留国家安全生产监督管理总局。

全监管局有效化解了信访人到原国家安全生产监督管理总局上访的风险。信访期间，程某还提出了向该公司索要有偿销售劳保用品服务等不符合法律规定的利益诉求。广州市安全监管局、黄埔区安全监管局信访办案人员始终坚持依法行政原则，回绝了信访人不合法、不合理的有关诉求。

2015年11月27日，程某再次向广州市安全监管局提交了一份"申请书"，提出三项请求：一是提供前期调查中形成的其本人的问话笔录；二是解释科技电池公司之前的3条生产线现在改为5条是否符合国家标准；三是提供广州市安全监管局关于科技电池公司的监督监测数据复印件。针对程某提出的第1项和第3项请求，广州市安全监管局依照《中华人民共和国政府信息公开条例》《广州市依申请公开政府信息办法》的规定，正式答复此两项内容属依申请公开政府信息内容，引导其按"依申请公开"程序进行有效申请。同时，广州市安全监管局依法受理了程某提出的第2个请求事项，重新组织调查核实，并委托广东省安全生产技术中心和广东省职业病防治院的检测人员进行技术分析，同时聘请职业卫生专家进行现场察看和论证。2016年1月26日，广州市安全监管局在规定时限内对信访人关注的问题进行了书面答复。自此，程某投诉科技电池公司职业卫生违法信访案终于告一段落。据统计，为了依法妥善处置本案，2015年2月至2016年1月，省、市、区三级安全监管部门一共出动执法人员78人次，对科技电池公司进行调查取证和执法检查11次，实施政府监督监测和抽样检测6次，抽派参与调查论证的职业卫生专家和技术检测人员共45人次。

2017年6月，程某对信访答复结果表示满意，端正了态度，专程到广州市安全监管局业务处室赠送一面"情暖民工保安全，心系群众保发展"的锦旗。

【答复要点】

1. 关于科技电池公司职业卫生检测超标，黄埔区安全监管局没有对该公司进行立案处罚的问题。

经查实，黄埔区安全监管局自2014年底接到群众反映关于科技电池公司职业卫生检测超标的问题后，及时对该公司职业卫生方面的问题进行了专项执法检查和立案查处。2014年12月19日，黄埔区安全监管局委托广州市职业病防治院对科技电池公司的组立课、复检课进行职业病危害因素检测，发现科技电池公司有44个岗位的职业病危害因素浓度（强度）超标。2015年1月9日，黄埔区安全监管局根据检测结果向科技电池公司发出"责令限期整改指令书"，要求该公司于2015年1月28日前完成对职业危害因素超标岗位的整改。

2015年2月3日，黄埔区安全监管局再次委托广州市职业病防治院对整改后的科技电池公司进行工作场所职业病危害因素的复测。2015年3月4日，根据广州市职业病防治院的检测结果，科技电池公司仍有14个岗位（即A、D、E线）的铅尘浓度超过了国家职业卫生标准。2015年3月11日，黄埔区安全监管局派执法人员前往科技电池公司进行执法检查，发现该公司已将广州市职业病防治院的"检测报告书"张贴在厂内门岗外进行公示。

2015年3月27日，黄埔区安全监管局向科技电池公司发出了《现场处理措施决定书》，要求该公司对职业病危害因素浓度超标的14个岗位（均分布在A、D、E线）暂停作业。2015年4月3日，在对科技电池公司的相关人员进行调查取证的基础上，黄埔区安全监管局对该公司的违法行为进行了立案。2015年4月14日，黄埔区安全监管局根据《中华人民共和国职业病防治法》第七十三条规定，向该公司制作并送达《行政处罚决定书》，给予该公司"停止产生职业病危害的作业"的行政处罚。因此，黄埔区安全监管局不存在行政不作为和没有对该公司进行立案处罚的情况。

2. 关于科技电池公司在职业病危害因素浓度超标的情况下仍继续生产的问题。

2015年4月1日上午9时,黄埔区安全监管局收到群众举报,群众反映科技电池公司的A线又开始进行生产,希望黄埔区安全监管局调查处理。黄埔区安全监管局于当天上午10时30分派执法人员前往该公司进行检查,发现该公司的A、D、E线存在职业病危害因素超标的岗位均已停止作业,并挂有停产整顿的警示牌。其中,A线授入岗位有4名员工在进行重工作业,但并非是《现场处理措施决定书》中要求暂停作业的工作岗位。

2015年4月14日,黄埔区安全监管局根据《中华人民共和国职业病防治法》第七十三条的规定,向该公司送达《行政处罚决定书》,给予该公司"停止产生职业病危害的作业"的行政处罚。2015年4月16日,科技电池公司向黄埔区安全监管局递交整改措施报告以及复工申请。2015年4月17日,黄埔区安全监管局联系广州市职业病防治院对科技电池公司的14个职业病危害因素浓度超标岗位进行职业卫生复工条件审核,并定于2015年4月24日进行复测。根据广州市职业病防治院的检测工作方案,为确保检测数据真实可靠,需提前3天恢复生产。2015年4月21日,黄埔区安全监管局专门召集员工代表,召开科技电池公司铅尘超标复测安排通报会,在员工代表签名确认的情况下,同意科技电池公司临时性恢复生产。2015年5月4日,广州市职业病防治院向黄埔区安全监管局提交了《检测报告书》,确认科技电池公司组立课的超标作业岗位(即14个职业病危害因素浓度超标岗位)铅尘浓度的检测结果符合相关国家职业卫生标准规定的接触限值。据此,黄埔区安全监管局于2015年5月7日批复同意科技电池公司正式恢复生产。

3. 关于信访人或者员工自费聘请广东省外检测机构进行职业病危害因素检测的问题。

针对信访人提出的个人自费检测的要求，广州市安全监管局进行了认真研究。根据《工作场所空气中有害物质监测的采样规范》（GBZ 159—2004），空气监测的类型分别为：评价监测、日常监测、监督监测、事故性监测。评价监测和日常监测依法由建设单位或者用人单位组织实施，监督监测和事故性监测依法由政府行政主管部门组织实施。由此可见，个人自费委托职业病危害因素检测并非目前法定的监测种类。本案中，为了确保检测工作的公平公正，广州市安全监管局按照合理行政原则、回避原则和便于管辖监督的原则，在职责范围内依法委托具备甲级职业卫生技术服务资质的广东省安全生产技术中心［资质证书编号：（国）安职技字〔2014〕第 A－0075 号］于 2015 年 7 月 27 日对科技电池公司工作场所实施了突击性的政府监督监测。

4. 关于请求进行全面检测，不单只是检测组立课车间 A、D、E 线的问题。

据广州市安全监管局对信访人的询问调查确定，其所指的全面检测的对象是科技电池公司的极板课和组立课两个车间的涉铅工作场所。对此，广州市安全监管局在委托广东省安全生产技术中心实施突击性监督监测时，已做了合规安排。该中心实施的检测范围已经包括了科技电池公司的极板课和组立课的主要工艺环节，并按照检测技术规范和根据信访人的请求，重点检测了组立课的 B、C、D 三条生产线。本次突击性监督监测已覆盖可能造成职业性铅中毒的涉铅场所。

5. 关于 2015 年 2 月 3 日、2015 年 4 月 24 日检测时科技电池公司降低日产量而出现弄虚作假的问题。

据查实，信访人所提供的科技电池公司"制造不良日报表"（A 线：2015 年 2 月 2 日、3 日、4 日；D 线：2 月 3 日、4 日）

为真实的产量记录表,该记录显示组立课于2015年2月3日当天的制造产量与其前、后一天的产量相比确有降低。另查实,科技电池公司实行两班倒的工作制度分早中班和中晚班,每一班的期间工作时间接近9个小时,而于2015年2月3日进行的监督监测时间属于早中班时间段。

经进一步调查科技电池公司在2015年2月3日相关工作人员和调阅相关维修记录,结果显示2015年2月3日,组立课车间的机器出现故障并进行了维修,具体为:A、C、F线维修时间为2015年2月3日8时10分至10时和16时31分至18时,整个更换过程停产,更换完成后即开始重新生产。另查实,广州市职业病防治院实施当日的检测采样时间不在上述的维修时间内,而且采样时作业现场由黄埔区安全监管局、黄埔区总工会、企业代表和员工代表进行了共同监督,采样时企业生产正常。经调阅广州市职业病防治院的采样纪实资料,结果显示整个采样过程符合采样规范要求。此外,据调查科技电池公司《制造不良日报表》,结果显示该公司在2015年4月24日检测当天的制造产量与其前、后一天的产量相比确有降低。调查显示当天产量降低为该公司生产不同极板种类所致,而且采样当天有黄埔区所属街道安全监察中队的工作人员在场监督。另经核查广州市职业病防治院的检测人员和调阅该院的采样纪实资料,结果显示整个采样过程符合采样规范要求,并没发现检测过程的异常情况。另对科技电池公司的相关管理人员和线上作业劳动者进行调查,没有证据证明科技电池公司为了应付监督监测而实行恶意减产和停产等违规行为。

6. 关于在2015年2月3日和2015年4月24日检测科技电池公司封堵采样仪器的检测口问题。

据调查科技电池公司此2次参加监督监测的7名在场劳动者(包括信访人指定需参与调查的3名员工),以及广州市职业病防治院的现场取样人员，结果显示各接受调查的人员一致表示在 2015 年 2 月 3 日和 2015 年 4 月 24 日采样期间取样设备运行正常，并且证实有监管部门、工人代表等相关方在场进行全程监督采样，无证据显示实施监督监测时有"采样仪器的检测口被封堵"的情况。

7. 关于检测前打扫卫生是否对检测结果产生影响的问题。

据调查核实，实行打扫卫生的清洁作业是科技电池公司针对监督监测结果浓度超标而制订的整改措施之一。就信访人反映的科技电池公司在监督监测前安排卫生大扫除的问题，广州市安全监管局咨询了职业卫生专家。职业卫生专家表示，对于铅烟、铅尘的检测，只要是在采样时车间处于正常生产状态下，组织打扫卫生不会对检测结果产生实质性的作用。

8. 关于科技电池公司发现多名职业病病人的问题。

据查证，近几年来，科技电池公司 9 名员工陆续被诊断为职业性慢性轻度铅中毒和职业性中度噪声聋的确认病例情况属实。相关职业病病人已得到妥善安置。科技电池公司于 2015 年 6 月组织的职业健康检查结果显示，该公司血铅异常的劳动者有 18 人，听力异常的劳动者有 15 人，相关职业健康复查工作仍在安排中。

9. 关于科技电池公司组立课生产线违法使用和存放危险化学品的问题。

据调查发现，科技电池公司组立课二楼生产线的槽盖嵌合岗位，确有使用密封带压金属容器盛装酒精（约 20 kg）和环氧树脂的情况，其化学品的使用过程存在生产安全事故隐患；另现场调查发现组立课二楼生产 E 线一侧设有一间储藏室约 20 m^2，设置了一个防爆箱用于储存酒精（可储存 60 kg 酒精），化学品储存也存在生产安全事故隐患。根据属地监管的原则，广州市安全监管局决定将这两项生产安全事故隐患移送黄埔区安全监管局依法作进一步的督促整改。

10. 关于科技电池公司组织职业健康检查前有安排放假或者休息而造成体检结果失真的问题。

据查实,科技电池公司组织劳动者进行职业健康检查前,确有安排劳动者放假休息或者旅游的事实情况,一般天数为3～5天。据中国工程院何凤生院士主编的《中华职业医学》(人民卫生出版社,1999年)的记载,铅在人体红细胞内的半减期为25天,在人体软组织的半减期为40天。经咨询广州市职业卫生专家的意见,可确定科技电池公司在组织职业健康检查前安排短时间的放假或者休息,并不会造成职业健康检查结果的失真。

11. 关于科技电池公司组立课脱模油的使用问题。

据调查,科技电池公司组立课在生产过程中确有使用脱模油的工艺,脱模油的主要成分为液压油或润滑油,用途为脱离模具;具体使用流程为黏附脱模油,由机器自动输送至COS。该生产工艺属于密闭式和自动化的生产过程。没有证据证明科技电池公司为了应付监督监测而故意停用脱模油等违规行为。

12. 关于对科技电池公司突击性监督监测结果的处理。

广州市安全监管局依法于2015年7月27日依法委托广东省安全生产技术中心实施了针对科技电池公司工作场所的突击性监督监测。根据广东省安全生产技术中心出具的"检测与评价报告",结果显示科技电池公司在铅尘方面有极板课的收集板工、组立课的B线极群授入工、D线包板工、C线入槽工的铅尘浓度超标;在铅烟方面有极板课铸造组的4号、8号铸造工和组立课B线端子焊接工的铅烟浓度超标;而其他工种的铅尘和铅烟的浓度符合国家职业卫生标准。针对本次的对铅烟、铅尘浓度超标问题的监督监测结果,决定由广州市安全监管局执法监察分局按照法律程序予以查处。

13. 关于科技电池公司职业健康管理问题的调查情况。

为强化对科技电池公司的职业健康监管,广州市安全监管局依法对该公司的职业卫生管理情况进行了全面调查,调查显示该公司在职业卫生档案管理、培训教育和职业病危害告知等方面存在职业卫生违法违规行为。对此,广州市安全监管局发出了整改指令书,责成科技电池公司在规定时间内完成整改,并视整改完成情况作进一步的行政查处。

14. 关于组立课车间的3条生产线现在改为5条是否符合国家标准的问题。

据查实,科技电池公司的组立课车间原有3条生产线,现在确实改为5条。科技电池公司成立于2001年4月23日,为外商独资企业。2001年12月24日,科技电池公司向广州经济技术开发区、广州高新技术产业开发区提交《建设项目申建报告表》,申建安装组立生产线3条。2002年3月5日,广州经济技术开发区环境保护办公室同意报建。2004年2月18日,科技电池公司向广州经济技术开发区、广州高新技术产业开发区提交《建设项目环境保护设施竣工验收报告表》,申请竣工验收组立生产线5条。2004年3月5日,广州经济技术开发区环境保护办公室同意验收。

另经查证,2013年7月,根据科技电池公司的委托,广东省职业病防治院出具了《科技电池公司整改项目职业病危害控制效果评价报告书》。该报告书显示科技电池公司组立课车间设在2楼,内有5条组立生产线,总平面布局和设备布局基本符合《工业企业卫生设计标准》(GBZ 1—2010)的要求。2013年6月21日,原萝岗区安全监管局批复同意《科技电池公司整改项目职业病危害控制效果评价报告书》。据此,科技电池公司的组立课车间现有5条生产线在关系职业卫生的总体布局和设备布局方面,基本符合国家标准《工业企业设计卫生标准》(GBZ 1—2010)的要求。

【焦点问题】

本案有四个焦点问题。

1. 具有合法性基础并通过验收职业病防护设施"三同时"项目为什么偶发性出现职业病的病例。

《中华人民共和国职业病防治法》第四条规定:"劳动者依法享有职业卫生保护的权利。用人单位应当为劳动者创造符合国家职业卫生标准和卫生要求的工作环境和条件,并采取措施保障劳动者获得职业卫生保护。"第五条规定:"用人单位应当建立、健全职业病防治责任制,加强对职业病防治的管理,提高职业病防治水平,对本单位产生的职业病危害承担责任。"

本案中,信访人提出"科技电池公司的3条生产线改为5条是否符合国家标准"的问题,就指向企业的生产布局与职业病危害的关系问题,其本质是企业的生产布局是否能够为劳动者提供保障生命健康的劳动环境,检验的是企业职业病防护设施"三同时"管理工作的合法性和有效性。

经调查,科技电池公司于2004年2月18日向广州经济技术开发区、高新区提交《建设项目环境保护设施竣工验收报告表》,申请竣工验收组立生产线为5条。2013年7月,受科技电池公司的委托,广东省职业病防治院出具了《科技电池公司整改项目职业病危害控制效果评价报告书》。该报告书显示科技电池公司组立课车间设在2楼,内有5条组立生产线,总平面布局和设备布局基本符合《工业企业设计卫生标准》(GBZ 1—2010)的要求。2013年9月28日,黄埔区安全监管局批复同意《科技电池公司整改项目职业病危害控制效果评价报告书》,认定科技电池公司的组立课车间现有5条生产线在关系职业卫生的总体布局和设备布局方面基本符合国家标准《工业企业卫生设计标准》(GBZ 1—2010)的要求。虽然科技电池公司的建设项目职业病防护设施"三同时"工作符合国家职业卫生验收标准，具有合法性基础，但是，现实的情况是科技电池公司陆续出现了职业病病例，从近几年组织实施的定期检测和监督监测的结果看，其工作场所的部分检测点依然存在铅烟铅尘的偶发性浓度超标。广州市职业病防治院在 2015 年 1 月出具的检测报告显示，科技电池公司的组立课车间的铅超标岗位多达 23 个。广东省安全生产技术中心在 2015 年 7 月 27 日受委托实施的突击性监督监测结果显示，工作场所在铅尘方面仍然有 4 个点超标，铅烟检测点的浓度有 3 个点超标。

事物的发展是由内外因共同作用形成的，内因是根本，外因是条件；内因决定事物的根本属性，外因推动事物的发展。本案中，科技电池公司的员工停工静坐事件只是诱因，其深层次的原因应归结为用人单位的职业病防治主体责任落实不到位，职业卫生基础管理极其薄弱。对此，我们应反思出现此类问题的深层原因。从现行职业健康法律法规规章的规定来看，开展建设项目职业病防护设施"三同时"是一项法定的进行源头治理的重要措施，确实能够为消除职业病危害、预防发生职业病奠定本质健康的良好基础。但是，建设项目职业病防护设施"三同时"本身并不能彻底消除一切的职业病危害因素，其在更加广泛的意义上只是实现了对职业病危害因素的危害风险程度的合理控制和前期预防。只要用人单位的工作场所存在或者产生职业病危害因素，那么，从溯源的角度来看，导致罹患职业病的身体健康损害每天都在发生，而且必将有一个从量变到质变的缓慢演变过程。也就是说，职业病病例的发生不完全取决于职业病危害因素浓度的超标，而是与职业病危害的客观存在、用人单位职业卫生日常防护能力和劳动者体质差异等综合因素有关。为此，用人单位的职业卫生防护意识和日常管理行为习惯及能力水平就显得十分的重要和关键。

调查显示，科技电池公司的管理层由于职业病防治意识淡薄和职业卫生知识缺乏，在广州市安全监管局介入调查之前，该公司一直向接触职业病危害因素的岗位劳动者提供不符合职业卫生标准要求、不能有效防护铅烟铅尘的个体职业病防护用品。而且，落实全员职业病防治责任制流于形式，职业病危害日常防护的行为不够坚定，致使本应得到严格执行的作业现场清洁工作制度无法落实到每一位一线劳动者。这在很大程度上反映了科技电池公司没有真正落实职业病防治主体责任。古语说得好："物必自腐，而后虫生。"我们应该注意到，面对激烈竞争的市场环境，一些用人单位为了降低生产成本，片面追求经济效益的最大化，对职业病危害心存侥幸，重生产轻健康，职业病防治工作显得苍白无力和渺小，所倡导和坚持的"生命至上、安全第一"理念也只能是一句挂在嘴边的口号、一个画在纸上的符号。因此，通过采取有力的预防性执法措施，全面提高企业负责人和管理人员的安全意识和法制观念，进一步强化和督促用人单位依法履行职业病防治法定义务，增强和推进用人单位开展职业病防治工作的主动性和积极性，不断提高劳动者的职业卫生知识和防范技能，就显得更为重要和迫切。

2. 如何协调处理信访人自请职业卫生技术检测和政府委托监督监测的关系。

职业健康信访案件有其特殊性，体现在该项工作的技术性和专业性比较突出。科学、客观、严谨的技术检测结果是确保案件得到公正、公平、公开处理的重要支撑。在本案中，信访人提出可否由其本人或者员工自费聘请广东省外的职业卫生技术服务机构进行职业病危害因素检测，这在一定程度上反映了其对职业卫生技术服务机构的不信任，认为可能存在"技术服务机构与企业一同隐瞒事实，弄虚作假"的问题。

对此，广州市安全监管局在深入调查、核实案件事实的基础上，在信访答复书中正面回应信访人的关切点，以期作充分的疏导说服。根据《工作场所空气中有害物质监测的采样规范》（GBZ 159—2004），空气监测的类型分别为评价监测、日常监测、监督监测、事故性监测。评价监测和日常监测依法由建设单位或者用人单位组织实施，监督监测和事故性监测则由政府行政主管部门组织实施。由此可见，个人自费委托职业病危害因素检测并非目前法定的监测种类。本案中，为确保检测工作的公平、公正，按照合法合理行政原则、回避原则和便于管辖监督的原则，广州市安全监管局在职责范围内依法委托具备甲级资质的职业卫生技术服务机构广东省安全生产技术中心实施突击性的监督监测，其技术服务行为均符合法律规定，并应受到法律保护。所以，在妥善处理职业卫生技术检测的问题上，一定要遵循职责法定、权利正当的原则，从实体的规定上确保职业卫生技术检测的合法性和权威性。

3. 如何看待政府监督监测数据的合规性问题。

《工作场所空气中有害物质监测的采样规范》（GBZ 159—2014）第 7.3.1 条规定："采样必须在正常工作状态和环境下进行，避免人为因素的影响。"在本案中，信访人提出了安全监管部门在委托实施监督监测时，科技电池公司故意减产并且有"封堵采样仪器的检测口和检测前企业组织打扫卫生而影响检测结果"的问题，直接指向和怀疑监管部门实施监督监测结果的有效性。因此，有必要通过深入检测工作现场，进行深度的、多样化的调查取证，以充分、确凿的证据所能证明的法律事实来判定政府监督监测的合规性，从根本上解开信访人的心中疑惑。

本案中，通过全面调查核实，确认信访人所提供的科技电池公司《制造不良日报表》（A 线：2015 年 2 月 2 日、2015 年 2 月 3 日、2015 年 2 月 4 日；D 线：2015 年 2 月 3 日、2015 年 2 月 4 日）为真实的产量记录表，指出该记录显示组立课于 2015 年

2月3日当天的制造产量与其前、后一天的产量相比确有降低。另查实,科技电池公司实行两班倒的工作制度,分早中班和中晚班,每一班的期间工作时间接近9个小时,而于2015年2月3日进行的监督监测时间属于早中班。经进一步调查科技电池公司于2015年2月3日相关工作人员和调阅相关维修记录,显示在2015年2月3日,组立课车间的机器出现故障并进行了维修,具体为: A、C、F 线维修时间为2015年2月3日8时10分至10时和16时31分至18时,整个更换过程停产,更换完成后即开始重新生产。另查实,广州市职业病防治院实施检测当日的采样时间不在上述维修时间内,而且采样时作业现场有黄埔区安全监管局、黄埔区总工会、企业代表和员工代表进行了共同监督,采样时企业生产正常。经调阅市职业病防治院的采样纪实资料,显示整个采样过程符合采样规范要求。此外,据调查科技电池公司《制造不良日报表》,显示该公司在2015年4月24日检测当天的制造产量与其前后一天的产量相比确有降低。调查显示,当天产量降低为该公司生产不同极板种类所致,而且采样当天有黄埔区所属街道安全监察中队的工作人员在场监督。另调查广州市职业病防治院的检测人员和调阅该院的采样纪实资料,结果显示整个采样过程符合采样规范要求,并无发现检测过程的异常情况。另调查科技电池公司的相关管理人员和线上作业劳动者,没有证据证明科技电池公司为了应付监督监测而实行恶意减产和停产的行为。

关于信访人提出检测时科技电池公司封堵采样仪器的检测口的问题,办案人员专门询问调查了科技电池公司2次配合实施监督监测的7名在场劳动者,其中,包括信访人本人指定需参与调查的3名劳动者,以及广州市职业病防治院的现场取样人员,结果显示各接受调查的人员一致表示在2015年2月3日和2015年4月24日的采样期间取样设备运行正常,并且证实有监管部门、工人代表等相关方在场进行全程监督采样,无证据显示实施监督监测时有"采样仪器的检测口被封堵"的情况。关于检测前企业打扫卫生是否真正影响检测结果的有效性问题,调查显示打扫卫生是科技电池公司针对监督监测结果浓度超标而制订的整改措施之一。执法部门为此咨询了职业卫生专家,职业卫生专家表示,对于铅烟、铅尘的检测,只要是在采样时车间处于正常生产状态下,监督监测前安排卫生大扫除对检测结果影响非常有限,不会对检测结果产生实质性的作用。因此,决定监督监测数据合规性的关键,在于技术检测是在正常工作状态和环境下进行。建立在客观真实、正常状态、规范操作基础上获取的职业卫生技术检测结果,必定是破解职业健康信访案件难题的关键因素,也是有理有力、耐心解释说服信访人的法律依据。

4. 如何处理信访人提出的政府信息公开申请问题。

在实践中,信访人经常提出政府信息公开申请的诉求,诉求内容涉及公开调查询问笔录和行政执法文书。《中华人民共和国政府信息公开条例》第二条规定:"本条例所称政府信息,是指行政机关在履行职责过程中制作或者获取的,以一定形式记录、保存的信息。"由此可见,在信访办案过程中安全生产监督管理部门制作或者获取的行政处罚决定书、行政强制决定书等影响行政相对人权利义务的行政执法文书,应属于政府信息。《中华人民共和国政府信息公开条例》第十四条第四款规定:"行政机关不得公开涉及国家秘密、商业秘密、个人隐私的政府信息。但是,经权利人同意公开或者行政机关认为不公开可能对公共利益造成重大影响的涉及商业秘密、个人隐私的政府信息,可以予以公开。"第二十三条规定:"行政机关认为申请公开的政府信息涉及商业秘密、个人隐私,公开后可能损害第三方合法权益的,应当书面征求第三方的意见;第三方不同意公开的,不得公开。但是,行政机关认为不公开可能对公共利益造成重大影响的,应当予以公开,并将决定公开的政府信息内容和理由书面通知第三方。"《广州市依申请公开政府信息办法》(广州市人民政府令2006年第6号)第八条第(四)项规定:"依申请公开的政府信息不包括下列政府信息:(四)属于个人隐私或者公开后可能导致个人合法权益受损害的信息"。第十四条规定:"公开义务人认为申请公开的政府信息属于商业秘密或个人隐私以及公开后可能损害第三方合法权益的信息的,应当在收到申请书五个工作日内书面征求第三方意见。"因此,政府信息的公开是以主动公开为原则,但是公开涉及商业秘密、个人隐私的政府信息应依法征求第三方的意见。

在信访办案过程中,信访办案机关制作的相关当事人的调查询问笔录一般记录有被询问人的住址和电话号码。编者认为,调查笔录属于行政机关履行法定职权过程中制作的证据材料,不属于政府信息主动公开的范围,并且调查笔录一般涉及个人隐私等情形。目前,法律法规没有对个人隐私的法律概念作出明确具体的解释。《中华人民共和国宪法》第三十九条规定:"中华人民共和国公民的住宅不受侵犯"。第四十条规定:"中华人民共和国公民的通信自由和通信秘密受法律的保护。"由此可见,未经公民许可,公开其肖像、住址和电话号码,就应当视为侵犯公民个人隐私权。因此,能不能向信访人公开相关人员的调查询问笔录,应该参照《中华人民共和国政府信息公开条例》第二十三条的规定,由笔录制作部门事先征求第三方的意见,如果第三方同意公开,才可向信访人公开调查询问笔录。

【办案启示】

本案的妥善有效处置主要有三点启示。

1. 加强组织领导,推动落实领导包案负责制。

信访工作关系群众切身利益,关系社会和谐稳定,关系党和

案例一 广州市黄埔区某科技电池有限公司职业病危害纠纷信访投诉

政府的形象。2015年以来,广州市安全监管局坚持以人民为中心的发展思想,其主要负责同志多次对信访工作做批示、提要求,强调要充分认识做好信访工作的重要性,明确对于重大复杂的案件,要按规定实行领导包案负责制。而且针对逐年增多的职业健康信访问题,广州市安全监管局的主要负责同志多次强调群众信访无小事,各级应高度重视,各处室要树立法治思维和"一盘棋"工作作风,相互配合、全力抓好群众来信来访工作。针对本案信访人程某这种不按章法、不分时段、不分地点,带有个人利益目的缠访、闹访的棘手问题,广东省安全监管局和广州市安全监管局业务处室主要负责人直面信访人,亲临一线取证、询问调查,紧紧抓住案件核心问题,把握住案件走向,采取了有效的办案方法方式。对于重大复杂的信访案件,每一位执法办案人员都应吃透法律、精心接访,避免在办案过程中出现不规范的接访行为和不妥当的工作态度。

2. 坚持正确引导,有效提升信访信任度。

面对矛盾复杂、诉求多变的信访办案工作,每一位接访人首先是要端正工作态度,正确处理好、解决好群众信任政府的问题,而不能显露出一丝轻视和不耐烦。当面对一些长期上访、缠访,甚至闹访的信访人,一定要静下心来,与之谈心、谈话,深入了解信访人最深层的想法和核心利益诉求。各级信访办案人员应拿出百倍的耐心,弯下身子,在条件允许的情况下,通过解释政策,及时沟通和了解信访人及其家庭基本情况、信访案件的缘由、信访人的利益诉求及历次办理答复情况,深入分析信访所反映问题的深层原因,千方百计地争取信访人的理解和信任,使其尽早息诉罢访。

本案中,广州市安全监管局的办案人员在接访中主动向信访人程某公开个人办公电话和手机,做到无论上班或节假日,信访人都能随时随地与办案人员进行联系。有时候,在休息日信访人与办案人员进行长达近1小时的手机通话。正是这种随时随地的沟通渠道和有效联系，解除了信访人的不信任感和许多思想困惑，避免了一些过激信访行为的发生。为了劝服信访人放弃越级上访，业务处室主要负责人多次约谈程某，了解信访人真实的思想状态，尽可能地帮助其解决生活困难问题，晓之以理、动之以情，最终打消信访人越级上访的念头。

3. 推进综合施策，建立重点个案回访机制。

在职业健康信访办案实践中，面对一些群众反应强烈或是重复信访的历史积案，各级安全监管部门的主要负责人或者分管负责人要有担当作为，亲自组织研判案情，有针对性地提出化解问题的具体措施，要多措并举、综合施策，从行政、经济、法律、思想教育、人文关怀寻找突破口。要始终秉持贴近群众、关心群众的工作原则，想方设法解决其合理合法诉求和实际困难。对于信访群众的每一个合理诉求，都要想尽一切办法予以协调或者解决，通过一些暖心措施，如对生活确有困难的信访人可采取协调疑难信访问题专项资金、政府民政救助等方式给予帮助。让信访人有更多的信任感、满意感，这样就能够从情感上有效化解信访难题。对于个别重点疑难案件，主办单位可以在办结后定期组织回访，有效地巩固矛盾纠纷调解成果，及时排解矛盾纠纷隐患，防止信访反复。

面对一些无理闹访、缠访的重大案件，信访主办部门要加强与各级综治维稳部门、公安机关的联系，互通共享相关信息，并视案情的发展在必要时采取有力措施，依法依规将信访人列入重点稳控对象；对于严重扰乱政府办公秩序和社会秩序而不听劝告的信访人，要依法采取强制措施，严厉打击或者制止以危险方式闹访等非正常信访行为。

案例一　广州市黄埔区某科技电池有限公司职业病危害纠纷信访投诉

【专家点评】

依法监管、合理行政是信访处置的关键。在本案中，市、区两级安全监管局始终坚持依法行政、合理行政的原则，坚持正确引导、综合施策，着力营造"善良的心就是最好的法律"的信访办案氛围，有效搭建沟通平台和畅通联系渠道，主办业务处室负责人直面信访人，为信访人提供互递善意、平等协调的沟通机制。做好职业健康信访工作的一条有效办法，是科学把握职业健康信访案件的规律特点，依法规范实施共商性或者突击性的政府监督监测，并对被投诉企业采用全面责任倒查的方式进行监管执法，用法律事实和有力证据全面逐一答复信访人，实现耐心说服。同时，尽可能地对信访人的工作和生活给予关心和帮助，积极联系所在镇街社区居委帮助其解决工作生活的困难问题，并定期进行回访，合情合理地妥善解决信访人核心利益诉求，回绝不合理、不合法的利益诉求。作为职业健康执法监管者要以遵法、学法、守法、用法为根本，切实解决用人单位职业卫生管理中"知与不知、有与没有、行与不行、到位与不到位"的根本性问题，以此进一步强化和落实用人单位职业病防治主体责任，有效提高劳动者职业安全健康防护意识和技能，不断促进用人单位的职业卫生管理工作走向本质健康、法治健康。

高质量的技术服务是支撑保障。在本案中，信访人多次质疑职业卫生技术服务机构的检测报告质量，甚至要求自己出资请广东省外的职业卫生技术服务机构对用人单位进行检测。广州市安全监管局和黄埔区安全监管局对此高度重视，也深信在广州市属地的三家具有甲级资质的国家事业单位，即广东省职业病防治院、广东省安全生产技术中心及广州市职业病防治院的检测方法是科学的、检测过程是规范的、出具的数据是真实的。因此，广州市安全监管局业务处室的执法办案人员能够依法依规依标准、有理有据有底气地回复信访人提出的所有问题,最终做到了让信访人满意。

(广州市职业病防治院 刘移民)

【疾病链接】——职业性慢性铅中毒

(一) 概述

铅是质地较软、具有易锻性的蓝灰色重金属。相对原子质量为 207.20。加热至 400～500 ℃时,即有大量铅蒸气逸出,在空气中氧化后凝集成铅烟。

(二) 接触机会与接触限值

铅矿及含铅矿的开采及冶炼存在铅危害。铅化合物常用于制造蓄电池、玻璃、油漆、颜料、防锈剂、杀虫剂、除草剂、搪瓷、景泰蓝、铅丹、塑料稳定剂、橡胶硫化促进剂等。职业接触限值为:铅尘的 $PC-TWA$ 为 0.05 mg/m^3,铅烟的 $PC-TWA$ 为 0.03 mg/m^3。

(三) 发病机制

铅化合物可通过呼吸道和消化道吸收。铅中毒机理尚未完全阐明。铅作用于全身各系统和器官,主要累及造血、神经、消化、心血管及肾脏。铅可抑制 α-氨基-r-酮戊酸脱水酶和血红素合成酶,从而导致卟啉代谢紊乱并影响血红素合成。铅对红细胞,特别是骨髓中的幼稚红细胞具有较强的毒作用,可致点彩红细胞增加。铅可与巯基结合,干扰多种细胞酶类活性,如铅可抑制细胞膜三磷酸腺苷酶,使红细胞脆性增加,导致溶血。铅可通过血脑屏障,使大脑皮层兴奋与抑制的正常功能发生紊乱。此外,铅可致血管痉挛、肾脏受损、周围神经损害。

(四) 临床表现

职业性慢性铅中毒发病隐匿,早期表现为乏力、关节肌肉酸痛、胃肠道症状等。病情进展表现为以下几方面:①表现在神经系统，主要为头晕、头痛、失眠、多梦、记忆力下降等非特异性脑衰弱综合征表现。长期大剂量接触可致中毒性周围神经病，可呈运动型、感觉型或混合型，表现为四肢伸肌瘫痪，产生"腕下垂"或肢端感觉障碍。严重者出现中毒性脑病。②表现在消化系统，主要为食欲不振、恶心、腹部隐痛、腹胀、腹泻或便秘。重者可出现"铅绞痛"，表现为腹绞痛，多为突然发作，部位常在脐周，发作时患者面色苍白、体位卷曲，可持续数小时，检查腹部常平坦柔软，无固定压痛点，肠鸣音减弱。③表现在造血系统，可有贫血，多呈低色素正常细胞型，伴卟啉代谢障碍，点彩红细胞、网织红细胞、碱粒红细胞增多等。④表现在其他系统。口腔卫生不好者，在齿龈与牙齿交界边缘上可出现由硫化铅颗粒沉淀形成的暗蓝色线，即"铅线"。部分患者肾脏受损，尿中可出现蛋白、红细胞、管型等，重者可出现肾功能减退。此外，可引起月经失调、不孕、流产及畸胎等。铅能通过胎盘屏障并通过乳汁分泌引起胎儿、婴儿中毒。

（五）诊断

根据确切的职业史及以神经、消化、造血系统为主的临床表现与有关实验室检查，参考作业环境调查，进行综合分析，排除其他原因引起的类似疾病，依据《职业性慢性铅中毒的诊断》（GBZ 37—2015）进行诊断。

（六）治疗及处理

驱铅治疗常用依地酸二钠钙、二巯丁二酸钠进行静脉注射或二巯丁二酸胶囊进行口服。一般3～4天为1个疗程，每个疗程间隔停药三四天。剂量及疗程应根据患者具体情况结合药物的品种、剂量而定。轻度铅中毒的驱铅治疗一般为3～5个疗程。根据病情给予对症支持治疗，腹绞痛发作可静脉注射葡萄糖酸钙或山莨菪碱。

案例二　广州市南沙区某革具有限公司劳动者职业性肺癌诊断纠纷信访投诉

【案例背景】

广州市南沙区某革具有限公司（下称"革具公司"）是一家外商独资的生产性企业，以生产皮具、革具制品为主。2017年3月，由于经营不善，宣布正式停止营业。

雄某，男，非广州户籍，于2011年3月入职该公司担任打板技术工，于2014年5月被诊断患有左上肺腺癌，于2014年7月前往南沙区安全监管局信访投诉该企业职业卫生违法导致其罹患职业病。南沙区安全监管局接访后经过调查，于2014年9月2日出具《信访答复书》，回复了信访人。自2014年8月，雄某分别向广东省、广州市两级职业病防治院和广东省、广州市两级职业病诊断鉴定委员会申请职业病诊断、鉴定和再鉴定，而作出的诊断、鉴定和再鉴定结论均为"不能诊断为职业性肿瘤"。

2015年6月19日和2015年6月25日，雄某及其家属陈女士先后2次前往广东省安全监管局信访投诉，主要诉求是：对职业病诊断、鉴定和再鉴定结果表示不服，投诉用人单位在主要工艺原料中使用含有砷的染料水，引发砷中毒，并导致其罹患肺腺癌，请求相关部门对企业职业病危害开展客观、科学检测，并要求现场见证检测全过程。2015年7月9日，广州市安全监管局接

案例二　广州市南沙区某革具有限公司劳动者职业性肺癌诊断纠纷信访投诉

广东省安全监管局转办件后高度重视,组织职业卫生专家进行现场调查,并委托具有甲级资质的广东省安全生产技术中心和广州市职业病防治院两家技术服务机构,在信访人及其家属陈女士、用人单位主要负责人及其职业卫生管理人员等多方见证下,还原工作场景,对"打板技术工"工作岗位实施空气抽样检测和原料染水取样送检。2015年8月20日,广州市安全监管局出具《信访答复书》,将调查情况和检测结果书面回复了信访人。信访人凭借所提供的信访答复书及技术机构检测结果,向原广东省卫生计生委申请了行政救济,提出重新申请职业病诊断。2016年3月28日,信访人在广东省职业病防治院诊断为职业性肿瘤,并于2016年8月获得工伤认定。2016年3月31日,信访人雄某家属陈女士专程到广州市安全监管局业务处室赠送一面"依法行政真无私,一枝一叶总关情"的锦旗。

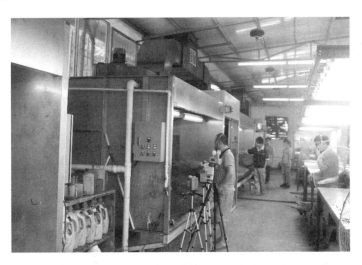

2015年7月9日,广州市安全监管局委托两家职业卫生技术服务机构,分别对信访人的"打板技术工"工作岗位及生产所使用的原辅材料进行监督监测。

【案例回放】

1. 信访人前期职业病诊断和鉴定情况。

本案中,雄某的职业病诊断、鉴定、工伤认定以及治疗费用应由谁承担等产生的纠纷问题较复杂,一度成为非常棘手的信访案件。前期,即在 2014 年 12 月 4 日,广东省职业病防治院为信访人出具了《职业病诊断证明书》。2015 年 2 月 7 日,广州市职业病诊断鉴定委员会出具了《职业病鉴定书》。2015 年 6 月 12 日,广东省职业病诊断鉴定委员会出具了《职业病鉴定书》,结果均为"不能诊断为职业性肿瘤"。

2. 信访人在投诉阶段职业病诊断情况。

雄某在 2014 年 5 月诊断为肺腺癌后,与其家属陈女士开始了多方信访投诉、咨询和求助。在此期间,各级行政主管部门、企业工会均给予高度关注和人文关怀。广州市安全监管局信访办案人员始终秉持依法依规的原则,站在切实维护人民群众根本利益为出发点的高度,联合医疗卫生和技术服务机构依靠科学证据,化解矛盾纠纷,全心全意为人民群众办实事、办好事。

2015 年 7 月 9 日,广州市安全监管局委托广东省安全生产技术中心和广州市职业病防治院两家技术服务机构,同时分别对信访人的原工作岗位及生产使用的原辅材料进行监督监测。根据两家技术服务机构出具的检测结果,革具公司生产使用的原辅材料金黄染水检测到砷。广东省安全生产技术中心出具的检测结果显示,原辅材料金黄染水原料中砷含量为 1.3 mg/kg。广州市职业病防治院送检的 20 个样品中,有一个样品金黄染水中检测出砷含量为 1.6 mg/kg。2015 年 8 月 18 日,广州市安全监管局根据监督监测的情况,依据《信访条例》第三十三条的规定,制作《信访答复书》并向信访人进行了书面答复。信访人凭广州市安全监管局出具的《信访答复书》和技术机构检测结果,于 2015 年

10月向广东省卫生和计划生育委员会申请行政救济，获得重新申请职业病诊断。由于雄某接触砷的岗位作业时间未满足法定的6年接害时限的诊断标准，在作出诊断结论前，广东省职业病防治院函请东莞市安全监管局依法对雄某在东莞市工作过的某同类企业进行现场调查。2016年3月28日，雄某被广东省职业病防治院诊断为职业性肿瘤。

3. 信访人职业病进入鉴定和再鉴定期间情况。

根据《职业病诊断与鉴定管理办法》（卫生部令第91号）第三十六条的规定，"当事人对职业病诊断机构作出的职业病诊断结论有异议的，可以在接到职业病诊断证明书之日起三十日内，向职业病诊断机构所在地设区的市级卫生行政部门申请鉴定""当事人对设区的市级职业病鉴定结论不服的，可以在接到鉴定书之日起十五日内，向原鉴定组织所在地省级卫生行政部门申请再鉴定"。

2016年4月18日，用人单位革具公司对雄某被诊断为职业性肿瘤的诊断结论有异议，在法定时限内向广州市职业病诊断鉴定委员会提出鉴定要求。2016年6月15日，广州市职业病诊断鉴定委员会出具鉴定结论，认定雄某的疾病为职业性肿瘤。然而，革具公司仍然不服市级诊断鉴定委员会的鉴定结论，于2016年6月18日向广东省职业病诊断鉴定委员会申请再鉴定。2016年8月24日，广东省职业病诊断鉴定委员会最终认定雄某疾病为职业性肿瘤。

4. 信访人职业病治疗阶段纠纷情况。

2016年5月30日，广州市安全监管局收到南沙区安全监管局《关于雄某职业病纠纷信访案件有关问题的请示》。该请示中的信访人和用人单位双方争议焦点问题是：在职业病鉴定、再鉴定期间，雄某持有的《职业病诊断证明书》的法律效力如何认定，雄某的治疗费用依法应由谁来承担。也就是有关监管部门能否根据诊断机构出具的《职业病诊断证明书》，认定雄某为职业病病人，并依照《中华人民共和国职业病防治法》第五十八条的规定享受工伤保险待遇，同时，有关部门不应中止工伤认定程序。如果不能据此来界定雄某为职业病病人，那么是否应依照《中华人民共和国职业病防治法》（旧法）第五十六条的规定，认定其为属于医疗卫生机构发现的疑似职业病病人，并由用人单位来承担诊断期间的治疗费用。对此，用人单位并不认同，理由是该病人的治疗费用并不是《中华人民共和国职业病防治法》第五十六条第三款所述的"发生在诊断和医学观察期间"的费用，而是发生在职业病鉴定或者再鉴定期间的费用。

在实践中，《中华人民共和国职业病防治法》第五十三条设置了职业病诊断的异议程序。根据《职业病诊断与鉴定管理办法》（卫生部令第 91 号）第三十六条、第四十五条、四十六条、第四十九条的规定，自职业病诊断结论作出之日起至鉴定和再鉴定程序的办理完结，最长可计的时间跨度达 245 天（不含鉴定中止时间）。这种漫长的鉴定和再鉴定时限，对于类似信访人作为职业性肿瘤病人，其治疗期十分艰难，而且治疗费用应由谁来承担的问题至关重要。

为妥善处理今后类似案件，切实保障劳动者和用人单位的合法权益，广州市安全监管局就南沙区安全监管局的来文，根据《职业病诊断与鉴定管理办法》第三十六条的规定，专函请示广东省安全监管局进一步明确三个紧密相关事项：一是在职业病的首次鉴定期间，雄某的《职业病诊断证明书》能否界定为法律效力待定，雄某申请工伤认定的工作可以依法中止。二是在申请首次鉴定结论尚未出具前，雄某治疗费用依法由用人单位来承担，还是由工伤保险来承担。三是如果双方对首次鉴定结论仍有异议，在再鉴定期间，雄某是否仍属于疑似职业病病人，其治疗费用依法应由用人单位来承担，还是由工伤保险承担。同时，在

案例二 广州市南沙区某革具有限公司劳动者职业性肺癌诊断纠纷信访投诉

再鉴定期间，雄某的工伤认定工作是否可以依法启动。

2016年6月28日，广东省安全监管局回函广州市安全监管局，明确指出雄某职业病纠纷信访案涉及劳动者在职业病鉴定过程中的工伤认定及待遇保障等方面的问题，属人力资源社会保障部门的职责范围；建议将相关问题转至广州市人力资源社会保障部门以请示其上级。按照广东省安全监管局的复函意见，广州市安全监管局致函请求广州市人力资源和社会保障局协助明确案件相关的法律问题。2016年7月21日，广州市人力资源和社会保障局发出《关于雄某职业病纠纷信访案有关问题的函的意见》，明确了雄某工伤认定、鉴定期间医疗费用问题，并提出了合理建议，但是函件中关于专业性的职业病诊断和鉴定的问题并未明确界定。2016年8月2日，广州市安全监管局向广州市卫生计生委致函《关于请予明确雄某职业病纠纷信访案有关问题的函》，请求进一步明确两个事项：一是请明确诊断机构出具的《职业病诊断证明书》法律效力，能否界定为法律效力待定，在申请鉴定和再鉴定期间雄某的症状从诊断程序上能否认定为疑似职业病病人。二是请明确诊断程序与鉴定、再鉴定程序的关系属性，两者是各自为独立程序还是属于存在归属性质的特别程序。广州市卫生和计划生育委员会接到广州市安全监管局函件后，拟专函向广东省卫生和计划生育委员会专项请示。但广东省卫生和计划生育委员会对此事件没有作出明确的书面答复。

【答复要点】

1. 关于反映信访人原工作场所及工作中接触到的染料水含砷的问题。

2015年7月9日，在广州市安全监管局工作人员和信访人的现场监督下，受托单位广东省安全生产技术中心和广州市职业病防治院分别针对信访人曾从事的革具公司"打板技术工"工作岗位，按照委托单位、受托单位、革具公司和信访人本人商定的监督监测方案，在革具公司实施了空气抽样检测和原料染水的取样送检。

广东省安全生产技术中心出具的《检测与评价报告》的结果显示，在样品打板工的岗位（上色、固色场所）的空气中检测出有含砷及其化合物，其砷及其化合物的浓度 C-TWA 为 0.000 14 mg/m³、C-STEL 为 0.000 20 mg/m³，结果判定为合格；铬及其化合物检测结果为低于最低检测浓度；相关工作岗位的空气检测中均未检测出氯甲醚和双氯甲醚。为了进一步检测原料染水的成分，广东省安全技术中心委托广东产品质量监督检验研究院对原料染水进行了检测。广东产品质量监督检验研究院出具的《检验报告》（编号 QH1517779）显示，在金黄染水原料中检测出砷，砷含量为 1.3 mg/m³，而在蓝色染水、大红染水、黑色染水、化料、溶剂 EG、渗透剂 1500、荧光涂料、天那水、油 1449 等 19 种原辅材料中均没有检出砷和六价铬。

广州市职业病防治院出具的《检测报告书》显示，在样品打板工的岗位（上色、固色场所）的空气中检测出有铬及其化合物，C-TWA 值为 0.026 mg/m³，结果判定为符合职业接触限值要求；含砷及其化合物检测结果为低于最低检测浓度；相关工作岗位的空气检测中均未检测出氯甲醚和双氯甲醚。为了进一步检测原料染水的成分，广州市职业病防治院委托中国广州分析测试中心对原料染水进行了检测。中国广州分析测试中心出具的《检验报告》显示，在 1 个金黄染水样品中，砷含量为 1.6 mg/kg，有 8 个样品检测到铬，检测结果为（0.58～5.30）×10³ mg/kg。

2. 关于信访人反映在工厂板房工作的 13 人中有 1 人患尿毒症与砷中毒是否关联的问题。

2015 年 7 月 9 日，广州市安全监管局在实施监督监测时对革具公司的相关工作人员进行了调查询问。由于尿毒症患者黄某当天前往医院就诊，故未对其进行询问。调阅革具公司的职业卫生台账资料，资料显示尿毒症患者黄某的2014年职业健康检查结果未见异常，信访人也未提出尿砷中毒的问题。另外，在实施监督监测过程中，广州市职业病防治院还专门对革具公司的11名现场作业人员进行了尿砷检测，结果显示均未发现异常。

3. 关于革具公司原工作场所样板间有改造，并要求检测时还原信访人原工作现场的问题。

根据信访人的请求，在革具公司的配合下，广州市安全监管局工作人员在现场对信访人原工作现场"打板间"的工作环境进行了核实。调查显示工作场所墙壁上的通风系统与信访人工作期间没有发生新变化，但是，革具公司在原3台落地风扇的基础上增加了5台，通风条件有一定的改善。在实施监督监测时根据信访人的要求并征得信访人的同意，关停了另外5台，基本还原当时的工作环境。

4. 关于接触染料水致使信访人砷中毒并导致患肺腺癌的问题。

广州市安全监管局实施的监督监测的结果显示，在信访人的工作环境中接触到的染料及工作场所空气中含有砷及其化合物和铬。而这两种职业病危害因素与信访人患发肺腺癌是否有直接必然的联系。根据《中华人民共和国职业病防治法》第五十三条的规定，应由法定的职业病诊断鉴定委员会进行鉴定。根据《信访条例》第二十二条的规定，告知信访人向广东省卫生行政部门提出解决事项，或通过行政复议、行政诉讼等法定途径寻求解决。

【焦点问题】

本案有三个焦点问题。

1. 根据职业病两级鉴定制的规定，已经作为最终鉴定的职业病结论可否重新申请诊断。

根据《职业病诊断与鉴定管理办法》（卫生部令第 91 号）第三十六条的规定，职业病鉴定实行两级鉴定制，省级职业病鉴定结论为最终鉴定。2015 年 6 月 12 日，广东省职业病诊断鉴定委员为雄某出具了《职业病鉴定书》，属于最终鉴定。根据《卫生部关于进一步加强职业病诊断鉴定管理工作的通知》（卫法监发〔2003〕350 号）第二条第（八）项关于"当事人对职业病诊断结论有异议时，应当按照职业病诊断鉴定的有关规定申请鉴定。在没有新的证据资料时，不应重新申请诊断"的规定，只要有新的证据资料，当事人就可以重新申请诊断。因此，是否有新的证据资料成为本案的关键。

根据广东省安全技术中心出具的报告，原辅材料金黄染水原料中砷含量为 1.3 mg/kg。广州市职业病防治院送检的样品中，金黄染水中检测出砷含量为 1.6 mg/kg。这充分表明信访人的作业岗位首次发现了法定的可能导致患发职业性肺癌的关键毒物——砷，这是 2 份可以确定为新证据的材料。鉴于新的证据材料提示不能排除雄某接触砷等职业性致肺癌物接触史，当事人可以按照卫生行政部门的规定寻求行政救济，重新申请职业病诊断。

2. 在职业病鉴定、再鉴定期间的《职业病诊断证明书》的法律效力如何认定，对信访人能否按疑似职业病例进行处理。

本案中，关于人力资源社会保障行政部门能否根据诊断机构出具的《职业病诊断证明书》，认定雄某为职业病病人，并保障其依照《中华人民共和国职业病防治法》（旧法）第五十八条的规定享受工伤保险待遇的问题至关重要，这直接影响到雄某在此期间的治疗费用与生活保障能力问题。然而，用人单位认为《职业病诊断证明书》还不具备法律效力，还可以按照《职业病诊断与鉴定管理办法》第三十六条的规定提请鉴定和再鉴定。事实上，用人单位已经分别申请了鉴定和再鉴定。当事人雄某的病症的法律属性是属于《中华人民共和国职业病防治法》（旧法）第五十六条所规定的疑似职业病病人，还是属于《中华人民共和国职业病防治法》五十七条所规定的职业病病人？如果认定属于疑似职业病病人，那么，其鉴定、再鉴定程序与诊断程序的关系是否应确定为属于从属关系，即鉴定和再鉴定程序归属于诊断程序的特别程序？编者倾向认为鉴定和再鉴定程序不属于诊断程序的特别程序，在此期间的治疗费用就不应界定为《中华人民共和国职业病防治法》第五十六条第三款所述的"发生在诊断和医学观察期间"的费用，而应明确为发生在职业病鉴定或者再鉴定期间的费用。

编者认为，在申请职业病鉴定或者再鉴定的法定期限内，诊断机构出具的《职业病诊断证明书》属于效力待定的证明文件，但是不能据此界定雄某为疑似职业病病人。因此，在治疗费用的问题上不应按照疑似职业病进行处理，也不应由用人单位支付治疗费用。至于在鉴定或者再鉴定期间的治疗费用的解决途径，有两种方式可供选择。一种方式是先按照基本医疗保险程序进行正常流程的医疗费用报销，待工伤认定工作完成后再进行工伤保险的核报；另一种方式是先由用人单位垫付治疗费用，待工伤认定完成并经核报医疗保险待遇费用后，再由患者返还用人单位垫付的治疗费用。本案中，为妥善处置治疗费用矛盾纠纷，南沙区安全监管局以南沙区安全生产委员办公室名义组织南沙区人力资源和社会保障局、南沙区卫生和计划生育局、南沙区总工会等部门专题讨论研究解决方案，选用了第二种方式进行处置，由雄某向用人单位借款4万元垫付医院治疗费用，待最终鉴定结论出具后，再经过工伤认定并由工伤保险基金承担其相关费用。

3. 人力资源和社会保障行政部门在雄某职业病鉴定期间中止工伤认定程序，是否符合现行法律的规定。

《中华人民共和国职业病防治法》第五十三条设置了职业病诊断的异议程序。根据《职业病诊断与鉴定管理办法》（卫生部令第91号）第三十六条、第四十五条、四十六条、第四十九条的规定，自职业病诊断结论作出之日至鉴定和再鉴定程序的办理完结，最长可计的时间跨度达245天（不含鉴定中止时间）。在实践中，一旦进入鉴定和再鉴定的异议程序，必然会影响到工伤认定程序无法及时启动。而且，部门规章设定的过长的鉴定和再鉴定时限，对于类似雄某这种恶性职业性肿瘤的病患者，意味着将由个人自行支付数额较大的治疗费用，导致病患者家庭经济生活十分困难，甚至会延误病情治疗。

本案中，针对职业病患者雄某的实际困难，广州市安全监管局专门致函广州市人力资源和社会保障局，请求协助明确案件相关的法律政策问题。2016年7月21日，广州市人力资源和社会保障局就雄某职业病纠纷信访案的有关问题进行了回复，明确了以下问题：根据国务院《工伤保险条例》第十九条规定"对依法取得职业病诊断证明书或者职业病诊断鉴定书的，社会保险行政部门不再进行调查核实"，第二十条规定"社会保险行政部门应当自受理工伤认定申请之日起60日内作出工伤认定的决定""作出工伤认定决定需要以司法机关或者有关行政主管部门的结论为依据的，在司法机关或者有关行政主管部门尚未作出结论期间，作出工伤认定决定的时限中止"，职业病防治机构提供的《职业病诊断证明书》是社保行政部门认定工伤的法定依据。在没有《职业病诊断证明书》或者《职业病诊断证明书》存在争议、提请"再鉴定"的情况下，因缺失（等待）工伤认定的法定要件，社保行政部门应当中止工伤认定程序。中止时间不计算为申请认定工伤的时限。关于医疗费用问题，未取得《工伤认定决定书》的职工，不得享受工伤保险待遇。在工伤认定前，雄某应按规定享受基本医疗保险待遇，若职业病防治机构对雄某"再鉴定"最终诊断为职业病，社保行政部门将依法认定工伤。届时，雄某就医发生的医疗费用，将由工伤保险基金按规定给予清算。

【办案启示】

在本案中，肺癌患者雄某依据新的现场调查证据资料最终获得重新申请职业病诊断的权利，这是各级各部门各方协同努力，站在对劳动者负责、充分尊重事实、尊重科学依据的基础上实现的。本案的妥善有效处置，主要有如下三点启示。

1. 准确、全面辨识工作场所职业病危害因素，对用人单位做好定期检测乃至预防和控制职业病尤为重要。

本案中，准确辨识革具公司的工作场所是否存在造成肺癌的职业病危害因素，是信访问题得以妥善解决的必要前提。据查实，革具公司历年均按照规定委托具备相应资质的职业卫生技术服务机构，对其工作场所职业病危害因素进行定期检测，但是其历年定期检测报告的内容中完全没有对原辅材料是否含有有毒物质——"砷"进行技术检测的表述。这也说明了革具公司和职业卫生技术服务机构均没有对原辅材料是否含有的职业病危害因素——"砷"进行有效辨识。这既是一个管理意识问题，也是一个技术导向问题。进行危害辨识是实施危害检测的前提。如果用人单位和职业卫生技术服务机构没有进行精确的危害辨识，那么定期检测也就失去目标对象和技术意义，职业卫生技术服务机构所出具的定期检测报告也因此不具有针对性、专业性和合规性。

在办案过程中，广州市安全监管局委托了 2 家甲级职业卫生技术服务机构进行精准点对点的检测辨识，检测出信访人所从事作业活动的环境中有接触到染料及工作场所空气中含有砷及其化合物和铬。当前,职业卫生技术服务行业中存在的检测能力不足、行业规范不强等问题应引起足够的重视,执法监管部门不仅要加大对职业卫生技术服务机构的指导监督和执法执罚,而且要严肃纠正用人单位不正确的"技术购买服务"思想,防止用人单位通过与职业卫生技术服务机构的合谋,采用虚假检测报告的形式躲避行政监管。在实践中,有的用人单位违反法律法规和标准规范的规定,在非正常作业情况下要求技术服务机构开展检测采样工作,导致出具的定期检测或者评价检测结果不能客观反映工作场所职业病危害实际情况。应该坚决制止类似的职业卫生技术服务领域的违法违规行为和现象,这样才能更好地辨识职业病危害风险和排查治理职业病事故隐患,才能有效地保障劳动者的职业健康合法权益。

2. 聘请职业卫生专家参与职业病危害现场调查,依托具有权威性的专家论证结论,回应信访各方关切。

在申请职业病诊断与鉴定、再鉴定过程中,大部分的信访案件双方当事人都对工作场所的作业岗位存在职业病危害因素的种类、浓度或者强度存在较大争议,因此,抓住争议核心问题就成为解决信访难题的关键所在。

在现有的技术条件下,安全监管部门的监管执法人员一般缺乏专业的技术检测手段。除了依法委托具备相应资质的职业卫生技术服务机构实施监督、监测,还需要聘请职业卫生专家库的专家,按照单数组合的原则组成专家组,对信访案件涉事双方当事人的争议问题进行专业性的现场调查和技术论证,出具权威的、全面的、可操作性强的、兼顾多方利益的解决意见和方案。各级安全监管部门要高度重视,创造有利条件,发挥职业卫生专家参与信访工作的优势,实现职业卫生专家与行政机关的优势互补、良性互动,使信访工作形成合力,提高依法解决职业健康信访问

案例二 广州市南沙区某革具有限公司劳动者职业性肺癌诊断纠纷信访投诉

题的能力和效果。

3. 严格按照规定的程序和时限处理职业健康信访案件。

程序正当原则是行政法的基本准则。程序正当是指行政机关作出影响行政相对人权益的行政行为，必须遵循正当的法律程序，包括事先告知相对人，向相对人说明行为的根据、理由，听取相对人的陈述、申辩，事后为相对人提供相应的救济途径等。程序的正当性所包含的价值主要体现为程序的中立、理性、排他、可操作、平等参与、及时终结和公开。

严格按照法定的程序规定，及时受理信访案件和按时回复信访人是妥善处置信访案件的合法性基础。《信访条例》是信访办案的基本法，行政机关应严格遵守和服从其程序性规定。本案中，雄某的现实情况极为特殊，其已经过省、市两级职业病诊断鉴定委员会的最终鉴定，申请职业病的诊断鉴定程序已终结。安全监管部门面对这种特殊情况时，遵循了程序正当原则进行处理，秉持理性、中立的态度，依法及时受理了雄某的信访诉求。在委托两家职业卫生技术服务机构对涉案企业进行监督监测时，按照平等参与的原则要求，经征求当事人双方同意，由安全监管部门、属地工会组织、涉案企业和信访人四方签订了《工作场所监督监测工作方案》。在书面答复时，根据《中华人民共和国职业病防治法》所规定的"防""治""保"监管职责分工，明确告知信访人寻求救济的途径，请信访人根据《中华人民共和国职业病防治法》第五十三条和《信访条例》第二十二条的规定，向广东省卫生行政部门提出解决事项，或通过行政复议、行政诉讼等法定途径寻求解决。

在本案办理期间，雄某及家属多次来电或前往市安全监管局寻求各种职业健康知识咨询和法律援助，而负责信访工作的人员均能认真听取当事人的陈述。即使日常监管工作再忙，信访工作人员也要第一时间安排接访，指导信访人撰写有关个人自述证明资料。经过广州市安全监管局信访办案人员依法、积极、公正的处理，最终彻底解决了信访人的核心利益诉求，保障了劳动者的职业健康合法权益。

【专家点评】

本案的妥善处理说明，建立在科学基础上的职业病危害因素检测监测是预防职业病、诊断鉴定职业病的重要手段之一，检测数据为提前预防职业病的发生和事后职业病的诊断鉴定提供重要的科学依据。职业病预防相对容易，治愈相对困难。所以，职业病防治工作必须从导致职业病的源头抓起，实行前期预防，防微杜渐，把工作重点放在预防上，如宣传教育、建设项目"三同时"、定期检测、定期进行职业健康检查等。

在本案例中，尽管最后职业病受害者得到了妥善处理，但付出的代价沉重。职业病危害因素检测监测是预防控制职业病、解决职业卫生管理中"知与不知"的重要前提条件，依法、客观、科学的检测监测（包括职业病危害因素检测、职业健康监护等）能让企业预先辨识作业场所职业病危害因素风险点及其风险程度或者发现罹患职业病的先兆，据此提前采取针对性的预防控制措施，防患于未然。

（广东省安全生产技术中心　范银华）

【疾病链接】——砷及其化合物所致肺癌

职业性肿瘤是由于接触职业性致癌因素而引起的肿瘤，表现为接触该类因素人群的肿瘤发病率和死亡率较高，肿瘤发病和死亡年龄提前，或频发罕见肿瘤。职业性肿瘤一般都有特定的部位与性质，但其临床表现与非职业性肿瘤并无明显的不同。

我国现行法定职业病目录中列为职业性肿瘤的有 11 类：石棉所致肺癌、间皮瘤，联苯胺所致膀胱癌，苯所致白血病，氯甲醚、双氯甲醚所致肺癌,砷及其化合物所致肺癌、皮肤癌,氯乙烯所致肝血管肉瘤,焦炉逸散物所致肺癌,六价铬化合物所致肺癌,毛沸石所致肺癌、胸膜间皮瘤,煤焦油、煤焦油沥青、石油沥青所致皮肤癌,β-萘胺所致膀胱癌。本案例的砷及其化合物所致肺癌介绍如下。

(1)概述。砷属类金属元素。元素砷毒性极低,砷的化合物均具有毒性,其毒性因价态不同而差异很大,三价砷毒性大于五价砷。砷化物除了引起急、慢性中毒外,主要的危害是可诱发肺癌和皮肤癌。

(2)接触机会与接触限值。主要有开采砷矿、焙烧含砷矿石业、铅铜等金属制造合金业、有色金属冶炼等;还有含砷的无机化合物分别用于木材防腐剂、除锈剂、颜料、玻璃脱色剂、半导体材料、煤气催化剂、种子消毒、制药及含砷农药的行业工人均有接触。职业接触限值:$PC-TWA$ 为 0.01 mg/m^3,$PC-STEL$ 为 0.02 mg/m^3。

(3)发病机制。砷化物进入体内后,五价砷多数被还原为三价砷。三价砷是一种巯基亲和物,角蛋白中巯基十分丰富,故砷可与富含角蛋白的毛发、指甲和皮肤中巯基结合而长期蓄积。有研究发现,三氧化二砷可使细胞周期阻滞于 G2/M 期,使细胞周期变慢,抑制端粒酶活性,诱导细胞凋亡;砷是一种强染色体畸变剂,可造成染色体断裂,使基因重排,激活酶基因而致癌。As_2O_3(三氧化二砷)还可引起 DNA 损伤并导致蛋白质交联及 DNA 链断裂,抑制 DNA 合成。

(4)临床表现。砷及其化合物所致肺癌无特殊的组织学类型。临床表现、实验室检查、影像学改变和病理组织学类型与一般肺癌无区别,但大多数患者常伴有砷性皮肤损害的表现。

(5)诊断。参照《职业性肿瘤的诊断》(GBZ 94—2017)进行诊断。砷及其化合物所致肺癌诊断条件：原发性肺癌诊断明确；有明确的砷及其化合物职业暴露史，累计暴露年限3年以上（含3年）；潜隐期6年以上（含6年）。

（6）治疗及处理。脱离致癌物的接触，积极治疗原发病；按肺癌积极治疗；定期复查。

案例三　广州市白云区某生活环境无害化处理中心劳动合同解除纠纷信访投诉

【案例背景】

广州市白云区某生活环境无害化处理中心（下称"无害化中心"）是一家生产经营性的国有企业，主要从事医疗垃圾的无害化处理。2008年8月，建成投入运营。

王某和阳某，男，均属于无害化中心从事垃圾收纳车辆驾驶的岗位人员，因劳动合同到期被解除劳动关系。2014年7月2日，离岗后的王某、阳某前往白云区安全监管局信访投诉，反映该企业违反职业健康检查周期规定，不安排其二人进行在岗期间和离岗期间的职业健康检查。2008年7月9日，白云区安全监管局派人前往无害化中心调查、核实，并于2008年7月17日给信访人出具了信访答复书。

2014年7月22日，信访人不满意白云区安全监管局的书面答复，遂向广州市安全监管局书面提交《投诉举报信》，请求广州市安全监管局"调查白云区安全监管局是否对该企业违法行为进行了查处和处罚"。2014年7月30日，广州市安全监管局发出转办函，责成白云区安全监管局就是否对该企业的违法行为进行查处的问题书面答复信访人。2014年8月6日，白云区安全监管局再次派工作人员到无害化中心进行执法检查，现场开具责令限期整改指令书，并再次就信访人反映的问题进行了书面答复。2014年8月24日，广州市安全监管局收到信访人不满意白云区安全监管局处理情况的举报投诉。2014年8月25日，广州市安全监管局收到广州12345政府服务热线转来涉及投诉无害化中心职业卫生违法的工单登记表。2014年9月3日，广州市安全监管局执法人员前往无害化中心复查了白云区安全监管局发出的责令限期整改，并对整改情况下发了复查意见书。2014年9月9日，广州市安全监管局执法人员对该企业未按规定组织员工开展职业健康检查并建立职业健康监护档案的违法行为进行立案查处。2014年10月24日，广州市安全监管局根据市职业病防治院的检测报告向投诉人出具"信访人工作岗位不属于职业病危害岗位"的答复函，并当场送达两位信访人。

2014年11月20日，信访人对广州市安全监管局的答复不服，向广东省安全监管局提出信访复核申请，反映无害化中心的职业卫生违法行为。2014年11月25日，广东省安全监管局在广州市安全监管局配合下，派工作人员前往无害化中心工作进行现场检查。2014年12月26日，广东省安全监管局向信访人送达该信访事项的复函。2014年12月29日，广东省安全监管局下发文件，要求广州市安全监管局督促用人单位落实职业病防治主体责任，并将落实情况及时上报广东省安全监管局。

【案例回放】

无害化中心信访案的调查处理可分三个阶段。

1. 白云区安全监管局调查处理阶段。

2014年7月2日，无害化中心离岗职工王某、阳某前往白云区安全监管局，信访投诉无害化中心违反职业健康检查周期规定，不安排他们两人进行在岗期间和离岗时的职业健康检查，并提交《投诉控告书》。2014年7月9日，白云区安全监管局派人

案例三 广州市白云区某生活环境无害化处理中心劳动合同解除纠纷信访投诉

前往该中心调查，并于 2014 年 7 月 17 日出具《关于王某、阳某反映问题处理情况的复函》，认为王某、阳某两人的工作岗位不属于职业病危害岗位，并表示协助安排两人参加职业健康检查。

2014 年 7 月 22 日，因不服白云区安全监管局的书面答复，两位信访人到广州市安全监管局执法监察分局，提交了《投诉举报信》，反映"白云区安全监管局对信访人的回复仅表示对企业联系，协助信访人开展体检，并未回复是否对企业进行处罚"，请求广州市安全监管局"调查白云区安全监管局是否对该企业违法行为进行了查处和处罚"。2014 年 7 月 30 日，广州市安全监管局根据信访人的诉求，按照属地监管原则和《广东省信访条例》第三十四条的规定，发出《关于转办群众来访投诉事项的函》，责成白云区安全监管局就是否对该企业的违法行为进行查处的问题书面答复信访人。

2014 年 8 月 6 日，白云区安全监管局在接到转办函后，再次派员到无害化中心的医疗废物处理厂进行执法检查，发现该企业存在 6 项安全隐患，并当场依法发出责令限期整改指令书，责令无害化中心于 2014 年 8 月 13 日完成整改。6 项安全隐患为：①未进行生产安全事故应急救援预案备案；②未按规定落实安全生产隐患排查系统申报工作；③未按规定对工作场所职业病危害因素进行检测；④未对接触职业病危害的作业岗位的员工进行职业健康检查并建立职业健康监护档案；⑤未向接触职业病危害岗位的员工提供符合国家要求和行业规定的劳动防护用品；⑥未按照规定在产生职业病危害的作业岗位的醒目位置设置职业病危害警示告知标识。

2014 年 8 月 11 日，白云区安全监管局及时出具《关于王某、阳某反映问题处理情况的再次复函》，称"对无害化中心的安全隐患问题将视其整改情况依法作进一步处理"。同日，无害化中心向白云区安全监管局书面提交《关于申请延期复查的报告》，请求白云区安全监管局延期至9月上旬复查。

2. 广州市安全监管局调查处理阶段情况。

2014年8月24日，广州市安全监管局收到信访人王某、阳某邮寄的《信访复查申请书》，称不满意白云区安全监管局的处理情况，投诉白云区安全监管局不作为，希望广州市安全监管局进行立案查处。

2014年8月25日，广州市安全监管局接到广州"12345"政府服务热线受理无害化中心工单登记表，要求对"王某（投诉人王某的胞姐）关于无害化中心没有对王某进行离岗时职业健康检查的投诉事项"进行处理。

2014年9月3日，广州市安全监管局派出4名执法人员前往无害化中心，就白云区安全监管局于2014年8月6日发出的责令限期整改的内容进行复查。发现该企业对大部分要求限期整改的内容已完成整改或者正在进行整改之中，但对接触职业病危害因素岗位的员工进行职业健康检查和建立职业健康监护档案的工作未启动。对此，广州市安全监管局执法人员当场制作整改复查意见书，并由该企业办公室主任杨某签字确认。

2014年9月4日，广州市安全监管局向白云区安全监管局发出《关于群众来访投诉案件移送的函》，要求白云区安全监管局将无害化中心案件相关材料移交广州市安全监管局办理。

2014年9月9日，广州市安全监管局执法人员对该企业未按规定组织员工开展职业健康检查并建立职业健康监护档案的违法行为进行立案查处。

2014年9月10日，根据无害化中心的委托，广州市职业病防治院出具无害化中心《定期检测报告书》。2014年10月24日，广州市安全监管局依据该《定期检测报告书》，出具了《关于王某、阳某投诉情况的复函》，作出了"根据市职业病防治院2014年9月10日出具的无害化中心检测报告书，你们的工作岗

案例三 广州市白云区某生活环境无害化处理中心劳动合同解除纠纷信访投诉

位不属于职业病危害岗位"的结论。广州市安全监管局送达信访复函当天,阳某有事没来,由王某当场签收。王某对认定他们的工作岗位不属于职业病危害岗位的结论意见不服,表示要到广东省安全监管局信访。

2014年11月3日,广州市安全监管局向市职业病防治院发出《关于提供无害化中心工作场所职业病危害因素检测报告情况说明的函》。2014年11月7日,广州市职业病防治院出具了《关于无害化中心工作场所职业病危害因素检测报告的情况说明》,再次确认卸车上料位代表驾驶司机接触有毒有害物质的检测点,所检测出的毒物浓度均远低于职业卫生接触限值。

2014年12月4日,广州市安全监管局根据《中华人民共和国职业病防治法》第七十二条第一款(四)项的规定,向无害化中心送达行政处罚决定书,对其处以罚款6万元,并将该处罚决定书上网公示。

2015年1月28日,王某、阳某向广州市安全监管局政策法规处书面提交了"申请书",请求三个事项:一是依申请公开行政处罚决定书的处罚结果的相关信息;二是以书面方式向申请人回复行政处罚结果的相关文书;三是向申请人颁发举报有功的物质奖励,并且要求查看行政处罚决定书中的相关支持证据,包括白云区安全监管局作出的《责令限期整改指令书》,广州市安全监管局作出的《整改复查意见书》,无害化中心作出的《关于申请延期复查的报告》《工作场所职业病危害因素检测合同》等资料。由于信访人王某、阳某当时与无害化中心的合同解除民事官司已进入人民法院审理阶段,其申请获取的信息涉及第三方(无害化中心)的合法权益。根据《中华人民共和国信息公开条例》第二十三条的规定,广州市安全监管局在书面征求第三方(无害化中心)意见后,于2015年2月25日发出《政府信息依申请公开答复书》,不予公开王某、阳某申请获取的信息,并同时告知信访人,广州市安全监管局对无害化中心作出6万元的罚款处理决定书已在网上公开,请其及时查看公开的信息。

3. 广东省安全监管局调查处理情况。

2014年11月20日,王某、阳某两人对广州市安全监管局的答复意见不满意,向广东省安全监管局提出信访复核申请,投诉无害化中心的职业卫生违法行为。

2014年11月25日,广东省安全监管局职业健康监管业务处组织到无害化中心进行现场检查,白云区安全监管局的负责同志当天全程陪同检查。

2014年12月26日,广东省安全监管局出具《关于办理王某、阳某投诉信访事项的复函》,书面答复两位信访人,答复函的主要内容为:一是已责成用人单位安排他们进行职业健康检查,检查结果已于2014年12月19日送达他们;二是广州市安全监管局已依法对用人单位作出了行政处罚。

2014年12月29日,广东省安全监管局下发《关于请督促整改无害化中心职业卫生问题的函》,要求广州市安全监管局督促用人单位落实职业病防治主体责任,并将落实情况及时上报广东省安全监管局。广州市安全监管局按照规定时间将企业整改落实情况上报广东省安全监管局。在信访处置期间,无害化中心与两位信访人达成购买社会保险等利益补偿协定后,两位信访人对省、市、区三级安全生产监管部门处理本案的办理情况表示满意,主动申请撤销了信访投诉。

【答复要点】

1. 关于请求市安全监管局办理信访案件的问题。

根据信访人的要求以及《信访条例》和《安全生产违法行为行政处罚办法》的有关规定,广州市安全监管局于2014年9月4日发函要求白云区安全监管局将信访人的投诉案件移送广州市安全监管局处理,白云区安全监管局于 2014 年 9 月 9 日将该起案件依法移交广州市安全监管局办理。

2. 关于要求立案查处无害化中心的问题。

根据广州市职业病防治院于 2014 年 9 月 10 日出具的无害化中心检测报告书,显示该中心 2 号、4 号焚烧炉观察位的检测结果超过《工作场所有害因素职业接触限值第 2 部分:物理因素》(GBZ 2.2—2007)中工作场所不同体力劳动强度 WBGT 限值的要求,广州市安全监管局已对该单位相关违法行为进行立案,拟根据《中华人民共和国职业病防治法》相关规定依法进行处罚,并及时依法办理。

3. 关于信访人工作岗位性质确定的问题。

根据广州市职业病防治院于 2014 年 9 月 10 日出具的无害化中心检测报告书,信访人的工作岗位不属于职业病危害岗位。因此,建议信访人和无害化中心的劳动纠纷以及后续的经济赔偿直接走司法程序,广州市安全监管局将积极配合司法部门的调查。

【焦点问题】

本案有三个焦点问题。

1. 信访人的工作岗位是否属于职业病危害岗位的问题。

(1) 争议问题的由来。

省、市、区三级安全监管部门对两位信访人提出的职业健康检查问题均作出了书面回复,但是在表述上对信访人岗位是否属于职业病危害岗位的界定有一定差异。白云区安全监管局在 2014 年 7 月 17 日和 2014 年 8 月 11 日分别作出的两次信访答复书中表述为:一是"派专人依法带信访人到具有资质的职业健康检查机构进行离岗时的职业健康检查";二是"信访人的工作与无害化中心的工作场所产生的职业病危害因素无直接关系"。广州市安全监管局在 2014 年 10 月 24 日的信访答复书中表述为:

"信访人的工作岗位不属于职业病危害岗位。"广东省安全监管局在2014年12月26日作出的信访复函中表述为："已责成用人单位安排你们进行职业健康检查。"另外，广州市职业病防治院的检测报告及回复广州市安全监管局的情况说明中并没有对该中心的职业病危害岗位作出明确的界定。

（2）处理本案的关键在于对需要进行职业健康检查的岗位性质作出严谨、合规的阐述和判定。

编者认为本案信访人的工作岗位"既属于职业病危害作业岗位，又不属于职业病危害作业岗位"。

界定为属于职业病危害作业岗位的理由是：本案中，两位信访人从事的是特定作业（职业机动车驾驶作业），其工作岗位依照国家规定属于职业机动车驾驶作业，应进行强制性的在岗期间的职业健康检查。根据《职业健康监护技术规范》（GBZ 188—2007）第9.7条的规定，职业机动车驾驶作业的职业健康检查属于强制性健康检查，分为上岗前健康检查和在岗期间健康检查（营运性职业其健康检查周期为每年1次），其目标疾病是职业禁忌证，也就是说健康监护的目的是了解是否存在不适宜从事职业机动车驾驶作业的异常身体状况。但是，该标准并没有对职业机动车驾驶作业人员提出强制性的离岗时健康检查。因此，仅就两位信访人的驾驶工作岗位来说，信访人依照规定并不需要进行强制性的离岗时职业健康检查，可以推荐进行离岗时职业健康检查。

广州市安全监管局作出关于"信访人的工作岗位不属于职业病危害岗位"的结论具有科学性和合理性。主要理由为：一是投诉人的核心诉求为"所在单位没有安排其进行离岗时健康检查"，这完全是基于其两人在医疗垃圾运输过程中可能存在或产生职业病危害因素而提出。据调查证实，在医疗垃圾运输过程中的卸车上料位，为信访人履行其司机工作岗位职责所可能接触职业病危害因素的关键作业地点。而根据现场调查及依照《职业健康监护技术规范》（GBZ 188—2007）第4.7.3条的规定，可判定卸车上料位既不是直接接触需要开展职业健康监护的职业病危害因素作业，也不是在工作中受到直接接触人员同样的接触。二是作出关于"信访人的工作岗位不属于职业病危害岗位"的结论有检测数据的支撑。因为检测数据引用了具有合法资质条件的广州市职业病防治院于2014年9月10日出具的《定期检测报告书》，而该检测报告的类别属于法定检测，具有法律效力。三是检测卸车上料位的主要有害因素为二氧化硫、二氧化碳，不属于强制性健康监护危害因素。四是本案中信访人在正常条件下，不可能接触到《职业健康监护技术规范》（GBZ 188—2007）所指的布鲁菌和炭疽杆菌两类生物因素。因为该两类生物因素属于大传播、传染性较强的生物因素，容易察见，而且布鲁菌在国内主要以羊为主要传染源，目标人群为牧民或者兽医；炭疽杆菌主要存在于实验室环境，目标人群为科研机构的工作人员。广州市安全监管局查阅文献后了解到，医疗垃圾处理的职业病危害因素，除了广州市职业病防治院的检测报告反映的化学物理因素，还有可能有大量致病微生物的危害因素。目前，除布鲁菌、炭疽杆菌和蜱（可引发森林脑炎）外，国家针对致病微生物的其他因素，未列入职业病危害因素分类目录，也没有规范的职业卫生检测及评价标准（恶臭评价环保有相关标准）。

综上所述，两位信访人的工作岗位（卸车上料位）依照职业卫生标准规定不属于职业病危害岗位，但是属于需要进行上岗前健康检查和在岗期间健康检查等职业健康监护岗位。

2. 广州市安全监管局作出行政处罚是否属于选择性执法。

信访人王某、阳某对无害化中心投诉举报的内容一开始仅仅是反映该中心没有安排他们进行离岗时的职业健康检查，后来的诉求扩大到该中心普遍存在职业卫生管理行为违法的问题，主要有以下四个方面：一是未按规定组织上岗前、在岗期间和离岗时的职业健康检查；二是安排未经上岗前职业健康检查的劳动者从事接触职业病危害的作业；三是长期存在对未进行离岗时职业健康检查的劳动者解除或终止劳动合同的行为；四是存在从未向员工提供本人职业健康监护档案复印件的行为。

而广州市安全监管局执法分局在查处过程中只对其中的第一项举报违法行为作出处罚，表面上看是没有回应投诉人的全部诉求，实际上办案处罚结果符合法律规定。因为，投诉人的上述四项举报内容，其中第一项为一般规定，其他三项为特别规定，实践中如果当事人第一项行为没有实施，也就没有其余三项的后续管理行为。根据依法行政的比例原则和合理原则，前述四项违法行为应当吸收合并为一项内容，即用人单位未按规定组织上岗前、在岗期间和离岗时的职业健康检查。因为安排未经上岗前职业健康检查的劳动者从事接触职业病危害的作业也就是基于未按规定组织上岗前的职业健康检查；长期存在对未进行离岗时职业健康检查的劳动者解除或终止劳动合同的行为也就是归源于未按规定组织离岗时的职业健康检查；未按规定组织上岗前、在岗期间和离岗时的职业健康检查也就是不可能真正建立员工职业健康监护档案，也就是不能向员工提供其职业健康监护档案复印件。依照《中华人民共和国行政处罚法》第二十四条关于"对当事人的同一个违法行为，不得给予两次以上罚款"的规定，广州市安全监管局根据《用人单位职业健康监护监督管理办法》第二十七条第一款（一）项关于"用人单位违反本法规定，有下列行为之一的，由安全生产监督管理部门责令限期改正，给予警告，可以并处五万元以上十万元以下的罚款：未按规定组织职业健康检查、建立职业健康监护档案或者未将检查结果书面告知劳动者的"的规定及《安全生产行政处罚自由裁量使用规则（试行）》（国家安全监管总局令第 31 号）第十四条第一款第（二）

案例三 广州市白云区某生活环境无害化处理中心劳动合同解除纠纷信访投诉

项和第二款的规定，作出对无害化中心罚款6万元的行政处罚决定，是符合实体法的规定，而且，也符合行政处罚法所规定的程序要求。

3. 关于信访人是否存在拖延职业健康检查的问题。

两位信访人在举报信中反映，在请求广东省安全监管局的依法监督检查后，才有效维护了自己的职业健康权益，得以落实职业健康检查。经核查，投诉人的上述表述与事实不符，两位信访人为了达到不合理的利益诉求，从一开始就有故意拖延职业健康检查的行为事实。

据查实，白云区安全监管局在2014年7月17日回复王某、阳某的信访复函中明确提出："根据你们从事的工作，结合实际，派专人依法带你们到有资质的职业病体检的医疗机构进行离岗时的职业健康检查，并依法承担相关医疗费用，以及可以自行到职业病防治院进行健康检查。如查出职业病与无害化处理中心存在的职业病危害有关，可由无害化中心承担相关费用，随时可以满足其要到广东省职业病防治院进行健康检查的要求。"因此，在信访案件办理过程中，不管信访人的利益诉求如何发生变化，作为执法办案部门一定要遵循法律法规规定的内容和程序进行调查处理，坚守以事实为根据的法律原则。

【办案启示】

如何科学、高效的处理职业健康信访问题，推动信访工作走向程序化、法治化、规范化，提升群众对信访工作的满意度，有效解决在信访案件中上下级之间、同级部门之间的沟通、协作不畅通、不协同的问题，应重点从以下几方面着手解决。

1. 解决好"认识"问题。

随着社会经济的发展，我国已进入社会矛盾凸显期，各种社会新问题、新矛盾不断涌现，各级、各部门的信访工作量不断增加,难度也日益加大。这就是当前信访工作的大环境,我们应当主动地适应。在职业健康领域,一些行业领域的职业病防治形势依然严峻,历史"欠债"尚未还清,相当一部分企业对职业病防治法律法规不重视,未认真、全面履行职业病防治主体责任,职业病危害项目申报不积极,组织劳动者职业健康检查不规范,职业病危害防护用品缺乏,劳动者职业健康监护档案不健全等问题不同程度地存在。然而,广大职工对职业健康的愿望和诉求日益强烈,维权意识日益增强,在一定程度上引发职业健康领域信访投诉增多,而且大多数案件的处理和调解难度较大。这些信访投诉案件如果处理不好,将有可能酿成群访、缠访、闹访等社会不稳定事件。因此,作为从事职业健康监管执法和信访处理工作的监管执法者,要切实提高思想认识,增强做好本职工作的责任感和使命感,从思想上高度重视职业健康监管执法和信访处理工作,坚定信心,迎难而上,推动信访工作理念从"维稳"向"维权"转变,不断提升信访工作的专业化、法治化和信息化水平。

2. 解决好"制度"问题。

做好信访工作是一项系统工程,应当建立科学、高效的工作制度。从案例来看,过去我们的信访制度是不够健全的,存在一些问题和漏洞。为做好今后的信访工作,重点需要建立健全的信访工作制度有:一是信访责任体系制度。要明确主要领导是信访工作的第一责任人,分管领导是主要责任人,信访干部是直接责任人,一级抓一级,一级对一级负责。可以考虑成立本单位信访工作领导小组,统筹协调全局信访工作。二是信访形势研判制度。要定期分析、研究信访案情,制订可操作性的处置方案,采取有力措施妥善处置重大疑难信访事项。三是来信来访登记制度。把来访群众投诉反映的每一个问题、每一个案件都记录在案,并建档保存。四是信访事项交办督查制度。对来信来访,指定专门机构以交办或转办的方式进行跟踪督办,督促主办部门和协办部门限期报告处置进展情况和办理结果。五是信访事项报送制度。对重要信访信息、突发性事件和重大信访事项,要及时报送上级主管部门和同级有关部门,争取更多的指导和支持。

3. 解决好"沟通"问题。

认真总结和吸取无害化中心被投诉信访案的教训,切实要加强和改进对下、对上、对信访人三个方面的沟通和协调。对下沟通,就是将信访案件转交区安全监管局后,不能一转了之,要跟进指导区局办理,力争将矛盾化解在基层。对上沟通,就是办理上级部门交办的信访案件时,要主动向其相关处室汇报进展情况,争取理解和支持,积极配合其提出的工作要求。对信访人沟通,就是在接待来访者时做到来有迎声、去有送声。发扬"马上就办,办就办好"的工作作风,能当天解决的问题不拖到第二天,能一次接访的不让群众走第二趟。在信访案件办理结束后,做好情况反馈工作,向信访人详细说明办理的结果、事实根据和法律依据,争取信访人的理解和支持。

4. 解决好"执法"问题。

大多数职业健康领域的信访案件,都反映了用人单位存在安全生产或职业健康方面的违法违规问题,这是妥善处理职业健康信访案件的关键点。对于信访人反映的用人单位职业健康行为违法问题,监管执法部门要及时组织执法人员到现场进行监督检查。所投诉反映的违法违规问题属实的,要依法进行立案查处。立案查处的办结情况要及时向信访人进行反馈,接受信访人和社会的监督。同时,要按照规定对信访人的有效举报行为进行合理奖励。

5. 解决好"服务"问题。

在处理信访案件过程中,我们也要做好对信访人、涉案用人单位的服务工作。一是要重视和加强行政指导,采用政府购买服务、专家讲座、主题论坛交流等多种方式,加大对企业职业健康政策法规和基础知识的宣传教育,帮助企业树立和践行"职业健康先行"的理念,掌握正确的职业病防治方法,营造全社会共同参与职业病防治的良好氛围。二是要关注信访人的核心诉求,积极调解信访人与用人单位的纠纷和矛盾,引导其通过合法的方式和途径解决信访问题。三是推行用人单位职业健康主体责任清单化管理,研究编制可对接、可落地的政府监管执法清单与用人单位职业病防治主体责任清单,更加有效地指导和监督用人单位改进和提升职业卫生管理水平,避免职业卫生行为违法违规问题的重复出现,保障从业人员职业健康合法权益。

【专家点评】

本案的办理反映了职业健康信访案件的一个特点,先是信访人投诉用人单位未为信访人进行在岗时或者离岗时的职业健康检查的问题,然后升级为举报用人单位在职业卫生方面违法违规,最后是投诉办案部门及其工作人员不作为或者工作态度问题。要处理好这类型的信访投诉案件,首要的问题是要遵循"需要开展健康监护的职业病危害因素"和"职业健康监护人群"的界定原则,准确认定信访人的工作岗位是否属于职业病危害作业岗位。应根据《职业健康监护技术规范》(GBZ 188—2014)第4.6条、第4.7条的规定,对信访人是否属于职业病危害作业岗位作出界定,然后才能回答信访人是否需要进行离岗时职业健康检查的问题。同时,对于信访人反映的用人单位在职业卫生管理工作中存在的违法违规问题,安全监管部门要及时组织监管执法人员到场进行安全生产与职业卫生检查,督促被投诉用人单位切实履行安全生产与职业病防治主体责任。所投诉违法违规问题属实的,要依法进行立案查处,并将查处结果情况及时向信访人反馈,接受信访投诉人和社会的监督;同时,在符合国家规定条件的前提下可以对信访投诉人的举报行为进行奖励。这样才能妥善处理信访人的合法合理诉求,从而使信访人信服。

职业健康监护是职业病防治工作的重要环节。实施职业性健康监护的重要意义,不仅仅是为了健康检查和发现职业病病人,更重要的是预防、控制和消除职业病的发生。通过职业健康监护,我们可以准确发现职业病危害易感人群,准确发现职业禁忌证并及时调离有害作业岗位,早期发现劳动者健康损害和掌握健康损害的程度,早期诊断和治疗职业病病人,还可以据此鉴定新的职业病危害、危害因素和危害人群,进行目标干预。本案的妥善处置正是遵循了职业健康监护人群的界定原则,排除了接触需要开展强制性健康监护的职业病危害因素,而且还排除了信访人的间接工作岗位(短时接触卸车上料位)与直接接触人员没有产生同样的或几乎同样的接触。

(广州市职业病防治院 王致)

【疾病链接】——职业性急性硫化氢中毒

(1)概述。硫化氢是无色、有臭蛋样气味的气体,相对分子质量为34.08,气体的相对密度为1.19,易积聚在低洼处。硫化氢既属于窒息性气体,又属于刺激性气体。高浓度的硫化氢还可直接抑制呼吸中枢,导致"电击样"死亡。

(2)接触机会与接触限值。硫化氢主要的接触机会有:含硫矿物开采及脱硫加工时废气排放;生产和使用硫化染料;二硫化碳合成、人造丝制造等;造纸、制糖、皮革加工等;原料腐败产生硫化氢;硫酸精炼、含硫药品和农药生产、橡胶硫化、食品加工等;下水道疏通、粪坑、垃圾、废井清理等作业,因有机废弃物在微生物作用下也可产生硫化氢。职业接触限值最大容许浓度(maximum allowable concentration,MAC)为10 mg/m^3。

(3)发病机制。硫化氢主要经呼吸道吸收,皮肤也可少量吸收。体内代谢迅速，大部分硫化氢氧化成为硫酸盐和硫代硫酸盐，很快随尿排出，小部分以原形态由呼气排出，无蓄积作用。进入体内的硫化氢可与血红蛋白、细胞色素氧化酶等的三价铁结合。硫化氢的窒息作用主要是与细胞色素氧化酶的三价铁结合，抑制电子传递，导致"细胞内窒息"。硫化氢还可与体内的二硫键结合，使谷胱甘肽失去活性，抑制三磷酸腺苷酶和过氧化氢酶的活性，干扰细胞生物氧化还原过程和能量供应，加重细胞内窒息。

（4）临床表现。硫化氢具有刺激作用、窒息作用和神经毒作用。较低浓度接触时，出现眼痛、流泪、畏光、咽灼痛及刺激性咳嗽；高浓度吸入后，可在数秒至数分钟内出现头晕、呕吐、心悸、胸闷、共济失调及惊厥，可迅速昏迷，可并发化学性肺水肿及多脏器衰竭，心肌损害可有心肌酶升高、心电图改变，有时心电图酷似心肌梗死。如接触极高浓度的硫化氢，可引起"电击样"死亡。

（5）诊断。根据病人在短期内吸入较大量硫化氢的职业接触史和出现中枢神经系统和呼吸系统损害为主的临床表现，参考现场劳动卫生学调查，综合分析，并排除其他类似表现的疾病，依据《职业性急性硫化氢中毒诊断标准》（GBZ 31—2002）进行诊断。

（6）治疗及处理。应迅速将中毒者脱离中毒现场并将其移至通风处，积极予以氧疗。对于中度和重度中毒者，有条件时应尽早进行高压氧治疗。积极防治肺水肿和脑水肿，早期足量短程应用肾上腺皮质激素。轻度和中度中毒者治愈后可从事原工作；重度中毒者应调离原工作岗位。遗留恢复不全的器质性神经损害时，应将中毒者调离接触神经毒物的作业。

案例四　广州市箱包制鞋行业职业性急性 1,2-二氯乙烷中毒危害事件

【案例背景】

2011年9月28日至2012年2月24日，广州市先后发现39例疑似职业性急性1,2-二氯乙烷中毒患者，其中有26人被确诊为职业性急性1,2-二氯乙烷中毒。中毒患者均分布在白云区、荔湾区等39家箱包制鞋行业的用人单位，涉及白云区6个镇街，荔湾区1个镇街。39例患者中，有3人死亡、29人重伤、1人轻伤。直接经济损失达600余万元。死亡的3人的年龄分别为21岁、28岁、41岁。重伤人员中最小的为15岁，最大的为46岁，平均年龄为23岁。

1,2-二氯乙烷来源于毒胶水，为一种易燃、高毒及可疑致癌物。"毒胶水"事件发生后，引发了较大的社会影响和媒体关注，广州市委、广州市人民政府高度重视，时任广州市主要领导分别作出重要批示，要求迅速组织全市排查并落实防范措施，全力医治患者，做好安抚患者和家属的解释疏导工作，及时公布相关信息。为坚决及时打击以箱包皮具制鞋为主的企业违法使用"毒胶水"行为，广州市安全生产委员会（下称"广州市安委会"）迅速组织成立了4个督查组，在广州市范围内开展大规模的巡回督查。各区、镇（街）相关职能部门立即组织全面排查

清理，加大监管力度，严防类似事件再次发生。据2012年3月统计，各督查小组在短短几个月内共排查企业16 457家，出租屋4 286套（其中涉嫌无照生产经营行为2 357套），排查隐患数量16 080处，行政处罚企业2 300余家，发现使用"三无"胶粘剂产品129批次，查扣"三无"胶水近2 000桶，未灌装胶水10.2吨，取缔无证照经营325户，查封隐患出租屋及无证照经营场所326个。共抓获违法嫌疑人37人，其中刑事拘留15人，行政拘留18人，取保候审4人。对8宗涉嫌犯有重大责任事故罪和非法买卖危险物质罪的案件进行立案侦查。重拳出击、铁腕整治、措施得力，事态很快得到扼制。为进一步巩固成果，切实将事故苗头消灭在萌芽状态，广州市安委会将每年冬春两季作为整治"毒胶水"的重点时段，采取联合执法的形式，分别由广州市人力资源和社会保障局、广州市卫生和计划生育委员会、广州市工商局、广州市质量技术监督局、广州市总工会、广州市安全生产监督管理局多部门牵头组成联合督查组，对各区整治粘胶剂情况进行督查。通过强有力的部门联合督查和区街（镇）的共同努力，既强化了各部门间沟通协调，也使胶粘剂整治走向常态化、规范化和法治化的轨道。广州市持续6年深化对"毒胶水"问题的专项治理，未再次发生群体性"毒胶水"中毒案例。

【案例回放】

1. 事件基本情况。

2011年9月28日，广州市发生了第一例疑似职业性急性1,2-二氯乙烷中毒的病例。随后，2011年12月30日，广州市安全监管局又陆续收到广州市职业病防治院职业卫生信息快报，快报称广州市白云区、荔湾区先后发生了数例疑似职业性急性1,2-二氯乙烷中毒人员。截至2012年1月19日，又陆续收到37例患者发生疑似职业性急性1,2-二氯乙烷中毒，患者全部分

案例四 广州市箱包制鞋行业职业性急性1,2-二氯乙烷中毒危害事件

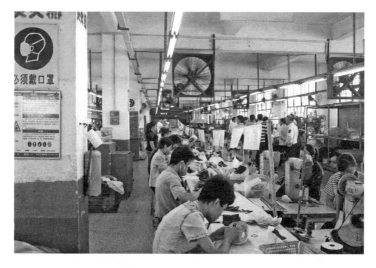

广州市持续6年深化对"毒胶水"问题进行专项治理，未再发生群体性毒胶水中毒案例。

布在白云区、荔湾区37家以箱包皮具制鞋为主的中小型企业，因违法使用"毒胶水"所致。截至2012年3月7日，已证实共有39例患者发生疑似急性职业性1,2-二氯乙烷中毒，全部分布在广州市白云区和荔湾区的39家用人单位（其中大部分为无牌无证私人小作坊）：白云区发生33例，荔湾区发生6例。39例患者中，3例因医治无效死亡，7例出院，另29名患者在广州市职业病防治院住院至康复。

2. 事件起因。

经查实，本起中毒事件发生的主要原因有以下方面因素：一是无照无证家庭小作坊生产工艺落后，没有通风排毒等职业病防护设施，劳动者安全生产意识淡薄；二是中小型企业业主为利益所驱动，违法匿藏与使用廉价的、不合格的含有1,2-二氯乙烷（含量高达80.9%，超标15倍）的"毒胶水"；三是一些中小规

模企业工作场所的通风设备差,特别是民居中的一些私营作坊,更加恶劣,加之时值冬天,"毒胶水"挥发后聚集在作坊中,浓度加大,无法排放;四是工厂没有提供安全防护设施与个人劳动防护用品,有的劳动者没有防护意识与常识;五是大部分劳动者发病时,均处于长时间超时加班状态。

3. 处置情况。

广州市人民政府成立了市职业性急性1,2-二氯乙烷中毒事件调查处理与善后工作督导组,白云区、荔湾区分别成立疑似职业中毒事件调查组,按照重伤以上一人一案的标准立案,对该事件进行全面调查,依法严肃追究事故责任单位和责任人的责任。2012年4月,各级各部门按照工作要求完成个案调查报告及综合调查报告。卫生行政部门调动全市优质医疗资源,全力对中毒患者进行了救治。白云区、荔湾区政府按照"先追究企业老板责任,其次到物业、业主,再次到村社、街镇垫支"的原则,落实患者的医疗费用和相关赔偿属地包干责任,确保了职业病患者及家属的合法权益,促使"毒胶水"事件在较短的时间内得到了妥善处置。

【焦点问题】

本案有两个焦点问题。

1. 如何通过患者病症现象特点看到1,2-二氯乙烷职业性中毒危害本质。

1,2-二氯乙烷是胶水中的一种成分,易挥发,工业上应用较为广泛,为易燃、高毒及可疑致癌物。中毒特征一般以呼吸道吸入中毒为主,如在一些工厂设备简陋、通风不良、劳动防护不足的环境下安排劳动者长期加班、处于疲劳状态,就极有可能引起群体性的呼吸性中毒。

在本案中,前期出现中毒的人员均表现为头晕、头痛、恶心、呕吐等为初始临床表现，继而出现抽搐、昏迷，CT 或 MRI 显示均是大脑白质或齿状核有不同程度的肿胀。2011 年 9 月 28 日，第一例病人出现后，在短时间内又发生了多例 1,2－二氯乙烷中毒病人。由于企业未进行过任何关于职业病防治知识方面的教育培训，当劳动者出现以上症状时，从自身来说，根本无法判断这是属于"毒胶水"中毒。医疗卫生机构也无法在第一时间诊断此症状是"毒胶水"中毒。当一个普通人生病，往往选择第一时间送往普通医院救治。然而，普通医院难以判断病因，更不用说认定为职业病。后通过多次转院，再到广州市职业病防治院咨询，才开始进行有效的诊断和治疗。按照《中华人民共和国职业病防治法》第二条的规定，职业病"是指企业、事业单位和个体经济组织等用人单位的劳动者在职业活动中，因接触粉尘、放射性物质和其他有毒、有害因素而引起的疾病"。因此，一个新发的病例出现，医疗卫生机构应如何在第一时间内确定病因，减少认定中无谓的时间消磨尤其重要。而企业的职业卫生基础知识培训、应急救援措施、职业卫生管理机构建设是减少职业病发生的重要防线。因此，只有充分认识了 1,2－二氯乙烷中毒属职业病，才会从源头上、根本上认识和重视它，才会采取有效措施以减少不应有的死亡和伤害。

2. 1,2－二氯乙烷中毒给政府职业健康监管带来哪些值得深思的问题。

一是应深究事件发生的源头，思量如何做好专项治理的问题。随着经济社会不断发展，城市建设步伐加快，"城中村"逐渐增多，如何加强和规范城中村出租屋管理，已经成为遏制"毒胶水"中毒事件的主要源头。本次事件中，90% 的病人来自城中村出租屋的无照无证小作坊，外来务工人员没有签订劳动合同，也未购买工伤保险，而该类中小企业普遍缺乏基本的职业病防治意识，不落实职业病危害防控主体责任，作业环境完全不符合职业卫生要求。加上非法使用无标签、无使用说明、无生产厂家标识的"三无"胶粘剂，极易发生职业病危害事故。一旦一些患者被确诊为职业病，因为没有签订劳动合同，其后续工伤认定工作将受阻，职业病人的职业健康权益将得不到保障。这必定会引发一系列的社会问题，牵涉政府监管的问题。因此，各级出租屋管理机构，应牵头组织工商（市场监管）、公安、城市管理、国土房管等部门共同参与城中村出租屋办厂专项整治工作，通过联合执法行动，重点打击违法违规生产经营活动。应研究制定城乡接合部、城中村及农民出租屋管理规定，明确镇街、村（居）和出租屋主的责任和要求，规范城中村房屋租赁行为和监督管理，从源头上减少和消除职业病危害事故隐患，从根本上遏制职业病危害事件的发生。

二是思考当事件发生后我们应如何有效应对。在本次事件中，病患者先后到20家以上医疗卫生机构就诊（包括2家外地医院），既延误了抢救时机，也导致了信息上报的迟误，2例患者在接报前就死于普通医院，部分患者未确诊便已出院，为后续社会保障埋下隐患。部分其他类型的职业病患者已确诊为职业病达到出院标准或者可以转院治疗的，也未能采取积极措施及时安排出院、转院，导致患者过于集中在一家医疗卫生机构，容易滋生串联行为。《中华人民共和国职业病防治法》第六十一条规定："用人单位已经不存在或者无法确认劳动关系的职业病病人，可以向地方人民政府民政部门申请医疗救助和生活等方面的救助。地方各级人民政府应当根据本地区的实际情况，采取其他措施，使前款规定的职业病病人获得医疗救治。"

三是思考职业健康监管与职业病预防还存在哪些不对称和薄弱短板的问题。"预防为主"是职业病防治工作最基本的原则，也是最根本、最有效的途径，职业病预防环节是职业病防治工作的核心。但是，职业病预防环节还存在一些突出问题和不足，如安全监管部门作为职业病预防监管部门，缺乏必要的技术支撑，自职业卫生监管职能从卫生行政部门调整至安全监管部门后，卫生行政部门下属的市职业病防治院和各区、县级市疾控中心职业卫生业务科室等技术支撑机构并没有随着职能划转，导致政府主管部门的行政监督和技术支撑机构的政府监测脱节。加之职业健康监管力量的不足制约了职业健康的监管执法，广州市申报的各类职业病危害因素的生产性企业有近1.7万家，接触职业病危害因素的劳动者约为80万人，职业病危害种类多，涉及行业广。不少中小型企业，特别是个体企业和小作坊，容易游离于职业健康监管之外，其作业环境十分恶劣，职业病危害较为严重，从业人员也不具备基本的防护意识，职业病危害风险凸显，形势十分严峻。多年积累潜在的职业病危害问题在逐渐暴露，群体性职业病事件时有发生。2011年以来，广州市先后发生的群体性职业病有萝岗区某娱乐有限公司90余人的职业性手臂振动病，番禺区、白云区20余人的职业性铅中毒，以及于2012年在修造船行业企业及外包队粉尘接触劳动者健康检查中出现的多起肺部异常案例。

【办案启示】

本案的妥善有效处置主要有五点启示。

1. 着力辨识监管大风险和排查治理大隐患是防范急性职业中毒的重要措施。

一是从购买源头上杜绝同类事件的发生。作为用人单位要尽可能不使用高含量1,2-二氯乙烷的胶水，而改用不含1,2-二氯乙烷的低毒代用品胶水，如水性PU胶、环保无三苯PU胶、多正水性PU胶黏剂及氯丁CR胶黏剂等。即使成本会高一些，但是任何降低成本的行为都有可能是以牺牲劳动者的身体健康为代价的。二是从制度上关心劳动者的身体健康。按照"早发现、找

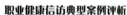

代替、禁加班、要通风、勤监测"的五项原则,加强工作场所的职业卫生管理,特别是禁止连续加班作业。三是工作场所必须保持良好通风。劳动者作业时应佩戴防毒口罩或者面具,穿好防护服,并且尽量做到低温操作。四是加强对生产环境的毒物浓度日常监测,及时了解毒物浓度的变化,避免职业性化学中毒事故的发生。

2. 积极与新闻媒体进行沟通,让新闻媒体引导正确的舆论导向。

白云区、荔湾区发生"毒胶水"中毒事件后,引起了多家媒体关注,造成了较大的社会负面影响。为正确引导舆论导向,做好宣传报道工作,广州市安全监管局于2012年2月14日在《广州日报》等广州市主流媒体发布新闻通稿,及时公布相关信息和有关实情,并向社会公布举报电话,发动全社会力量举报无牌无证小作坊。因势利导,不隐瞒、不回避,使社会各界及时了解事实真相,消除恐慌情绪和不良猜测。新闻通稿发布后,基本消除了少数媒体及网络的不实炒作现象。

3. 理顺职业卫生监管体制,强化和优化监管力量。

职业病的预防性监管作为职业病防治工作的主导环节,应通过立法的形式明确质量技术监督、出租屋管理、工商行政管理(市场监管)部门的职业病防治监管职责,同时强化当地人民政府的属地监管责任,按照一定的比例在广州市3 315名镇街专职安监员队伍中选配职业卫生专职监管人员,形成责权匹配、数量可配、上下一致的职业卫生监管体制。完善职业病防治协调工作机制,强化属地监管责任和部门间协调配合,加强执法能力建设和职业卫生电子信息系统建设,形成有效的职业卫生监管合力。采用政府购买服务的方式,加大对全市职业病危害哨点建设和职业病危害专项治理行动等工作经费的支持力度;按照原国家安全监督管理总局的要求,配备适应职业卫生监管监察工作需要的车

4. 加快推进职业病危害防控"两个责任主体"落实工作。

一是落实职业卫生属地监管主体责任。建立"管安全生产，必须管职业卫生"的监管体制，各区人民政府要健全完善安全生产责任制，坚决落实习近平总书记关于安全生产"党政同责、一岗双责、齐抓共管、失职追责"的指示要求，真正建立起政府领导班子成员安全生产与职业病防治工作"一岗双责"制度，切实履行属地监管职责。二是全面落实用人单位职业病防治的主体责任。深入开展用人单位职业卫生基础建设活动，监督用人单位建立和落实职业病防治责任制。建立用人单位职业卫生法律内化制度和履职承诺制度，推进用人单位建立自我管理、自我约束的内生机制。推动实施国家统一的职业病危害严重用人单位的职业卫生管理人员培训考核管理制度。用人单位应依法落实建设项目职业病防护设施"三同时"主体责任，建立和完善职业病危害事故隐患排查治理制度，提升职业病危害因素的治理能力。接触职业病危害因素劳动者多、危害程度重的用人单位应按照规定配备专职（或兼职）的职业卫生医师或专业管理人员。

5. 实施职业健康教育促进建设工程，加大职业病防治工作监管执法力度。

依托广州市职业卫生技术服务机构、宣传教育培训机构、行业协会学会等单位，推进建设广州市职业卫生全民教育基地与骨干教育培训阵地。强化职业病危害评估性培训，推进网络培训和远程教育系统建设，广泛开展职业卫生专业教育和科普公益宣传活动，加强对职业卫生监管执法人员、用人单位主要负责人及职业卫生管理人员、从事职业病危害作业劳动者的教育培训，普及职业病危害防治基本知识和技能。结合"健康城市"建设工作，开展职业健康教育与健康促进活动，创造有益于职业健康的工作环境。通过集中培训和作业现场会审等方式，不断提高职业健康监管工作人员的执法能力。加强对职业病报告工作和职业病诊断机构、职业健康检查机构的监督检查。加强对职业病危害严重的重点行业、重点企业和职业卫生技术服务机构的监督检查力度，并依法公示监督检查结果。定期公布发生重大或急性职业病危害事故或整改不力的用人单位名单，统合运用行政、法律和经济的手段，督促用人单位落实整改。推进职业病监测体系建设，每次接到有关职业中毒事件报告，广州市及各区的安委办都应牵头，会同卫生、工商、质监、公安、人社等部门，依法对1,2—二氯乙烷中毒事件进行严肃查处，并邀请职业卫生相关专家和技术服务机构到能取样的目标企业进行现场抽样检测，形成检测报告，确定事件中毒人员中毒来源，协助有关部门做好相关中毒人员的治疗。

【专家点评】

本案是一宗散发式的职业病危害事件，时间跨度近1年，涉及范围面广、处置难度大。由于处理及时有效，该职业病危害事件没有演变成严重影响社会稳定的群体性事件。经验主要有：一是要充分发挥安委办的协调作用。事件发生后，广州市安全监管局以广州市安委办的名义协调卫生计生部门调动全市优质医疗资源，全力对中毒患者进行了救治；协调白云区、荔湾区政府按照"先追究企业主责任，再到物业业主，然后由村社、街镇垫支"的原则，落实患者的医疗费用和相关赔偿属地包干责任，确保了职业病患者及家属的合法权益。二是联动机制反应要迅速、处理要果断。安全监管、卫生计生、工商、质监、公安、人社及镇街等部门各司其职、密切配合、信息互通，大力开展联合行动，加大对箱包制鞋企业的巡查力度，依法查处安全生产非法、违法行为，督促企业落实职业病防治主体责任，查处和取缔无照无证的小作坊,始终保持对箱包制鞋行业的高压态势。在此事件处理过程中,出现过中毒患者家属集体冲击白云区政府,甚至干扰区安全监管局正常工作、损坏公物等现象,白云区公安局果断出警依法拘留带头的当事人,使事件得到及时平息。三是要注重应对新闻媒体。切实按新闻传播规律办事,及时掌握舆论话语权,做到"第一时间发布、连续不断发布、以我为主发布、专家统一发布""急报事实、慎报原因",提高新闻舆论的引导力。采取向社会公布举报电话、发动全社会力量举报无照无证小作坊等方式引导媒体,因势利导,不隐瞒、不回避,使社会各界及时了解事实真相,及时消除恐慌情绪和少数媒体及网络的不实炒作现象。四是要构建监管长效机制。以此为契机,广州市连续6年组织开展箱包制鞋行业职业病危害专项治理行动,取得明显效果。近几年,广州市再未发生过一起箱包制鞋行业的1,2-二氯乙烷中毒事故。

(广州市职业病防治院 刘移民)

【疾病链接】——职业性急性1,2-二氯乙烷中毒

(1)概述。二氯乙烷分为两种异构体:①1,2-二氯乙烷为对称异构体,属高毒类毒物;②1,1-二氯乙烷为不对称异构体,属微毒类毒物。1,2-二氯乙烷为无色或浅黄色透明液体,有类似氯仿的气味,味甜。几乎不溶于水,可混溶于醇、氯仿、醚。遇热、明火、氧化剂易燃、易爆,燃烧产生氯化氢和光气。

(2)接触机会与接触限值。1,2-二氯乙烷用途广,接触机会多,常用作化学合成原料、工业溶剂、脱脂剂、金属清洗剂和胶粘剂等。职业接触限值为:$PC-TWA$ 为 7 mg/m^3,$PC-STEL$ 为 15 mg/m^3。

(3)发病机制。1,2-二氯乙烷主要经呼吸道和消化道吸

收,也可经皮肤吸收。进入机体后迅速分布于全身。其代谢主要有两条途径:一是通过细胞色素 P450 介导的微粒体氧化,其代谢产物与谷胱甘肽结合;二是直接与谷胱甘肽结合形成复合物,随后可能被转化成谷胱甘肽环硫化离子,与蛋白质、DNA 或 RNA 形成加合物。有学者认为 1,2-二氯乙烷致脑水肿的机制可能是:破坏脑微血管内皮细胞和神经胶质细胞的正常形态学结构,导致血脑屏障的损伤和通透性增加;自由基的脂质过氧化作用;Na^+-K^+-ATP 酶及 Ca^{2+}-Mg^{2+}-ATP 酶活力的下降导致的"Ca^{2+}超载";兴奋性氨基酸可能通过大量 NMDAR1 的快速开放参与脑皮质细胞的急性肿胀过程,加重脑水肿的发生,其中,天冬氨酸的作用似乎显得更重要。肝脏、心脏和遗传毒性机制可能分别涉及脂质过氧化、心肌细胞钙离子动力学的改变和谷胱甘肽环硫化离子对 DNA 的损伤。

(4)临床表现。由于短期内吸入高浓度的二氯乙烷蒸气或因皮肤吸收后而引起的以神经系统损害为主的全身性疾病的一般潜伏期短,多为数分钟至数十分钟可出现症状。表现为先兴奋、激动、颜面潮红、头痛、恶心,重者很快出现中枢神经系统抑制,如意识模糊。继而出现以胃肠道症状为主的症状,表现频繁呕吐、上腹疼痛、血性腹泻等。病人在数天后可出现肝、肾功能损害。严重者可突然引起脑水肿,出现剧烈头痛、频繁呕吐、阵发性抽搐、昏迷、瞳孔扩大、血压下降及酸中毒表现,浅反射消失、病理反射阳性。有的病人可在昏迷后又清醒的一段时间里再次出现昏迷、抽搐,甚至死亡,临床上应引起重视。吸入性中毒还可伴有呼吸系统的症状。

(5)诊断。根据病人短时间接触较高浓度二氯乙烷的职业史和以中枢神经系统损害为主的临床表现,结合现场劳动卫生学调查,综合分析,排除其他病因所引起的类似疾病(如流脑、乙脑、脑血管意外、糖尿病昏迷、食物中毒,或药物中毒),依据

《职业性急性1,2-二氯乙烷中毒的诊断》(GBZ 39—2016)进行诊断。

(6) 治疗及处理。根据"密切观察、早期发现、及时处理、防止反复"的原则处理。应迅速把中毒患者脱离现场,移至空气新鲜处,保持其呼吸道通畅;脱去污染的衣着,用流动清水冲洗被污染的眼和皮肤;误服者予洗胃、导泻。急性中毒者以防止中毒性脑病为主,积极治疗脑水肿,减低颅内压。尚无特效解毒剂。治疗原则与护理与神经科、内科相同。治疗观察时间一般不应少于2周。禁用肾上腺素,因其可诱发致命性心律失常。在恢复期忌饮酒或剧烈运动。口服者尤需注意防治肝、肾损害。

案例五　广州市天河区某人力资源有限公司劳动者职业病医疗纠纷信访投诉

【案例背景】

广州市天河区某人力资源有限公司(下称"人力资源公司")是一家人力资源服务类公司,成立于2003年7月,主要从事劳务派遣工作。

葛某,男,1979年出生,非广州户籍,于2011年1月入职人力资源公司,被派遣到广州市南沙区龙穴岛一家造船有限公司从事电焊工作业,其与人力资源公司第一次签订劳动合同期限为2011年1月21日至2013年12月25日,第二次签订劳动合同期限为2013年12月26日至2015年12月25日。

2014年9月,葛某经广州市职业病防治院确诊为电焊工尘肺壹期。2014年12月,被认定为工伤。2015年2月,经劳动能力伤残等级鉴定为七级伤残,此后一直处于停工留薪期和门诊医疗期。最近一次门诊医疗期时间为2015年9月19日至2016年3月31日。

根据广州市劳动能力鉴定委员会于2015年9月出具的《广州市劳动能力鉴定结论》和于2015年11月出具的《广州市劳动能力鉴定结论》,广州市劳动能力鉴定委员会两次对葛某住院医疗期确认的申请给出了"不同意住院医疗期"的鉴定结论,只

案例五 广州市天河区某人力资源有限公司劳动者职业病医疗纠纷信访投诉

给予了门诊医疗期申请确认。2015年11月，葛某向用人单位提出"进行住院洗肺治疗"的要求，但是用人单位没有尽到安排义务。2017年6月30日，葛某致电天河区安全监管局反映问题，提出"请求用人单位安排其进行住院洗肺治疗"的诉求。

【案例回放】

2015年11月，葛某向劳务派遣单位提出"进行住院洗肺治疗"的要求，人力资源公司以葛某的医疗期为门诊医疗期而没有住院医疗期为由，未安排其进行洗肺治疗，并要求葛某先进行住院医疗期申请和提供相关申请材料，但是葛某没有及时提供申请材料。2015年11月10日，用工单位某造船有限公司向人力资源公司发出一份关于将葛某退回劳务派遣公司的函，表示葛某合同期满将其退回派遣公司。

2015年12月，葛某再次向人力资源公司提出"安排洗肺治疗"的要求，人力资源公司经办人陈某以"双方劳动合同即将在2015年12月25日期满终止，再申请住院医疗期最快要到2016年初才能批下来，已经超过劳动合同终止时间，时间上来不及安排"为由，未给予配合安排。2015年12月1日，人力资源公司给葛某发出《终止劳动关系通知书》，表示与葛某的劳动合同于2015年12月25日期满后，决定终止劳动合同。后经双方协商，人力资源公司同意与葛某续签劳动合同，并口头通知葛某续签劳动合同，但是因薪酬待遇等各种原因双方并未续签劳动合同。

2016年1月27日，葛某填写"工伤停工留薪期、医疗期、工伤复发申请表"（下称"申请表"），自述到广州市劳动能力鉴定委员会申请住院医疗期，因人力资源公司不配合在"申请表"上加盖公司印章，导致其无法进行住院医疗期申请，无法进行洗肺治疗。葛某与人力资源公司的劳动合同于2015年12月25日

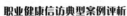

期满,此时,葛某的门诊医疗期还未结束,人力资源公司为葛某缴纳工伤保险至 2016 年 3 月。

2016 年 3 月 21 日,葛某因与人力资源公司的劳动关系等纠纷问题申请了劳动仲裁。2016 年 6 月 3 日,南沙区劳动人事争议仲裁委员会作出仲裁裁决,不予支持葛某拟恢复与人力资源公司劳动关系的诉求,随后葛某提起了民事诉讼。南沙区人民法院和广州市中级人民法院进行二级审判。2017 年 8 月 3 日的《广东省广州市中级人民法院民事判决书》显示葛某与人力资源公司的劳动关系自 2015 年 12 月 26 日终止。

2016 年 5 月 23 日,葛某自述再次填写《工伤停工留薪期、医疗期、工伤复发申请表》,因人力资源公司不同意在申请表上加盖公司印章,导致其无法进行住院医疗期申请,无法进行洗肺治疗。

2017 年 6 月 30 日,葛某致电天河区安全监管局反映其与人力资源公司职业病治疗纠纷问题,投诉人力资源公司不同意在《申请表》上加盖公章,导致其不能进行住院医疗期申请,无法进行后续的洗肺治疗,请求督促人力资源公司安排其住院洗肺治疗。

经调查,葛某是人力资源公司派遣到南沙区龙穴岛一家造船有限公司从事电焊作业的劳务派遣工,已经被诊断为电焊工尘肺壹期,劳动能力鉴定伤残等级为七级,最近一次门诊医疗期时间为 2015 年 9 月 19 日至 2016 年 3 月 31 日,没有取得住院医疗期。目前,葛某与人力资源公司的劳动合同已经期满且未完成合同续签。对此,天河区安全监管局高度重视,立即与葛某约定于 2017 年 7 月 10 日进行面对面调查核实情况。

2017 年 7 月 10 日,葛某反映,人力资源公司拒绝安排洗肺治疗主要情况如下:一是其在 2015 年 12 月 5 日左右,通过口头通知形式向人力资源公司提出要求安排洗肺治疗,而人力资源公

案例五 广州市天河区某人力资源有限公司劳动者职业病医疗纠纷信访投诉

司未给予安排；二是在2016年1月7日，2016年1月27日及2016年5月23日其分别向人力资源公司提出要求安排洗肺，而人力资源公司以其已不是公司员工为由，拒绝安排，其中，于2016年1月27日和2016年5月23日均拒绝在《申请表》上加盖公司印章，导致其无法申请住院医疗期。

2017年7月17日，天河区安全监管局执法人员到人力资源公司调查了解情况。对于葛某提出"2015年12月5日左右，通过口头通知形式向人力资源公司提出要求安排洗肺治疗，公司未给予安排"的情况，人力资源公司的负责人员解释是当时葛某的医疗期为门诊医疗期，住院洗肺治疗需申请住院医疗期，而人力资源公司多次要求葛某提供资料，配合办理住院医疗期申请，但是葛某并没有配合提供申请资料，导致未能如期办理住院医疗期申请。对于葛某提出"2016年1月7日、1月27日及5月23日分别向人力资源公司提出要求安排洗肺，公司以其已不是公司员工为由，拒绝安排，其中，于2016年1月27日及5月23日均拒绝在《申请表》上盖章，导致其无法进行住院医疗期申请"的情况，人力资源公司的负责人员表示当时是因为葛某的劳动合同在2015年12月底期满，处于劳动关系协商阶段，葛某不愿意与公司签订劳动合同，所以，拒绝在《申请表》上加盖公司公章。同时，通过询问获悉，人力资源公司一直在劳动合同存续期间为葛某购买工伤保险，并根据门诊医疗期截止于2016年3月的情况，继续为葛某缴纳工伤保险至2016年3月。

在本案办理过程中产生以下三个问题：一是葛某是否可以自行进行住院医疗期申请；二是葛某在与人力资源公司的劳动合同期满，但是门诊医疗期仍未结束的期间是否有资格提起新的住院医疗期申请；三是葛某与人力资源公司的劳动关系是否已经终止。

鉴于葛某信访投诉的事项涉及职业病病人社会保障和工伤医

疗方面的内容，而且案件妥善处置与工伤医疗待遇的具体规定、操作流程等诸多细节性问题关系密切。申请工伤医疗期的受理职责是由人力资源和社会保障部门下属的劳动能力鉴定机构负责。2017年7月17日，天河区安全监管局向广州市劳动能力鉴定委员会致函《关于咨询职业病病人住院医疗期申请相关问题的函》，咨询相关医疗期申请的细节性问题。

2017年8月11日，经询问人力资源公司的民事诉讼判决情况，获知广州市中级人民法院已于2017年8月3日对葛某与人力资源公司民事诉讼作出终审判决。据《广东省广州市中级人民法院民事判决书》，葛某与人力资源公司的劳动关系于2015年12月26日终止。

2017年8月14日，天河区安全监管局再次对葛某进行调查询问，确认2015年12月26日前的三个事实情况：一是人力资源公司在2015年11月确实告知并要求葛某提供资料用于申请住院医疗期确认，但是葛某一直未予配合提交；二是直到2015年12月结束，葛某一直没有取得医疗卫生机构出具的需入院治疗意见，没有证据证明该时间段必须进行住院洗肺治疗；三是葛某未自行向广州市劳动能力鉴定机构提起住院医疗期的申请，在2015年12月及之前时间也未要求人力资源公司配合在《申请表》上加盖公章等申请流程操作。

2017年8月21日，天河区安全监管局对当时人力资源公司经办人陈某（已从人力资源公司公司离职）进行询问调查。对于葛某提出的"2015年12月5日左右，通过口头通知形式向人力资源公司提出要求安排洗肺治疗，公司未给予安排"的事项，陈某解释为：安排洗肺治疗须先申请住院医疗期，前期已为葛某申请住院医疗期但未获得广州市劳动能力鉴定机构的批准，之后多次要求葛某提供资料再次办理住院医疗期申请，但是葛某一直没有配合提供申请材料。2015年12月5日左右，葛某提出洗肺

案例五 广州市天河区某人力资源有限公司劳动者职业病医疗纠纷信访投诉

治疗要求时，那时再申请住院医疗期最快要到 2016 年初才能批下来，已经超过劳动合同终止时间，时间上来不及安排。

2017 年 8 月 25 日，因案件比较复杂，同时也未收到前期向广州市劳动能力鉴定委员会去函咨询问题的回函，天河区安全监管局将本案申请进行延期 30 天办结。

2017 年 8 月 28 日，天河区安全监管局收到广州市劳动能力鉴定委员会办公室复函《关于职业病病人医疗期申请相关问题的意见》，具体意见为：①工伤职工医疗（康复）期的申请应根据《广东省工伤保险条例》第二十六条、第二十三条、第三十四条规定处理；②工伤职工医疗（康复）期间与工伤用人单位仍存续劳动关系或工伤保险关系，用人单位拒不为工伤职工提出申请的，工伤职工或其近亲属可向劳动能力鉴定委员会提出申请，并按规定提供有关申请材料。

2017 年 9 月 21 日，天河区安全监管局针对人力资源公司在安排职业病病人诊治上存在未尽义务的行为，依据《中华人民共和国职业病防治法》第七十二条第（六）项规定，对人力资源公司依法责令限期改正。2017 年 9 月 25 日，天河区安全监管局对葛某信访事项作出了书面回复。2017 年 10 月 9 日，天河区安全监管局依法对人力资源公司给予警告行政处罚。

2017 年 11 月 20 日和 2017 年 12 月 20 日，葛某分别向南沙区安全监管局信访投诉人力资源公司职业卫生违法和申请政府信息公开，诉求内容有四项：①人力资源公司不提供葛某的职业健康监护档案复印件；②人力资源公司至今没有安排葛某进行住院治疗和职业病晋级鉴定的问题；③2015 年人力资源公司没有组织葛某做离岗的职业健康检查；④申请信息公开，向葛某公开个人职业健康监护档案。

2018 年 1 月 5 日，南沙区安全监管局向天河区安全监管局致函，请求协助督促人力资源公司向葛某提供职业健康监护档案。

2018年1月10日,南沙区安全监管局在经过多次组织调查工作后,向葛某出具《关于葛某投诉事项处理情况和申请政府信息公开的答复》。2018年1月23日,葛某不服南沙区安全监管局的书面答复,向广州市安全监管局提出《信访复查申请》。广州市安全监管局依法受理后高度重视,于2018年1月23日指派经办人员向葛某进行了询问调查,于2018年1月26日致函南沙区安全监管局交办信访复查申请,于2018年1月29日会同天河区安全监管局组织执法人员前往人力资源公司进行了调查核实。2018年2月27日,广州市安全监管局向葛某出具《信访复查意见书》。2018年3月27日,葛某到广东省安全监管局信访咨询。广东省安全监管局安全监管四处主要负责人向葛某解释了法规政策,并与其进行了良好沟通。后经广州市安全监管局协调,葛某与人力资源公司达成谅解,由人力资源公司安排葛某进行住院洗肺治疗,葛某承诺不再就各级法院已判决生效的问题和医学上确定的诊断鉴定结果向有关部门提出信访投诉。

【答复要点】

1. 天河区安全监管局的答复要点。

(1)关于是否存在未按规定安排职业病病人进行诊治的问题。

经调查,人力资源公司在信访人的劳动合同关系或者工伤保险关系存续期间,在安排职业病病人诊治上存在未尽义务的行为,天河区安全监管局已依据《中华人民共和国职业病防治法》第七十二条第(六)项规定,对人力资源公司依法责令限期改正,进行立案调查,并将根据调查结果依法给予行政处罚。

(2)关于住院医疗期申请及后续治疗的处理问题。

根据《中华人民共和国职业病防治法》第九条和《工伤保险条例》的规定,职业病病人的社会保障、工伤医疗管理依法由

案例五 广州市天河区某人力资源有限公司劳动者职业病医疗纠纷信访投诉

劳动保障行政部门负责。鉴于信访人与人力资源公司的劳动合同关系和工伤保险关系已经终止，信访人请求的住院医疗期申请及后续治疗等问题，请信访人向人力资源和社会保障部门提出。天河区安全监管局将根据人力资源和社人保障部门的处理决定情况，积极配合维护信访人的职业健康合法权益。

2. 广州市安全监管局的复查意见要点。

（1）关于人力资源公司不提供信访人的职业健康监护档案的问题。

据调查，人力资源公司作为用人单位，根据该公司与用工单位签订的《劳务派遣服务合同》中第五条第（九）项的约定，人力资源公司负责建立及完善派遣员工职业健康监护档案。据此，依据《中华人民共和国职业病防治法》第三十六条的规定，如实、无偿向信访人提供劳动者职业健康监护档案复印件的义务主体为人力资源公司。由于人力资源公司的住所地位于天河区，南沙区安全监管局根据行政管辖权限将信访人投诉举报的本项事项函告天河区安全监管局进行处理并无不妥。为督促人力资源公司向信访人提供劳动者职业健康监护档案，2018年1月29日，广州市安全监管局会同天河区安全监管局，组织执法人员现场检查了人力资源公司的职业卫生档案，但是人力资源公司无法提供劳务派遣到用工单位的劳动者的个人职业健康监护档案。据此，广州市安全监管局要求天河区安全监管局当场向人力资源公司出具了责令限期整改指令书，并视人力资源公司整改落实情况再作进一步的调查处理。

（2）关于人力资源公司至今没有安排信访人进行住院治疗和职业病晋级鉴定的问题。

据调查，针对人力资源公司在职业病病人诊治上未尽安排义务的行为，天河区安全监管局已于2017年10月9日依法查实，并对人力资源公司给予了行政处罚。2017年9月25日，天河区安全监管局对信访人的信访事项进行了书面答复,该答复明确告知信访人:根据《中华人民共和国职业病防治法》第九条和《工伤保险条例》的规定,职业病病人的社会保障、工伤医疗管理依法由劳动保障行政部门负责。鉴于信访人与人力资源公司的劳动合同关系和工伤保险关系已经终止,信访人请求的住院医疗期申请及后续治疗问题,请信访人向人力资源和社会保障部门提出。根据《广东省工伤保险条例》第十七条第二款和第二十六条、第三十六条的规定,如果信访人在伤残等级鉴定后仍需治疗的,信访人本人或者信访人的近亲属可以自行向劳动能力鉴定委员会提出工伤医疗申请,并按照规定提供有关申报材料。具体申请程序和条件请信访人向广州市劳动能力鉴定委员办公室咨询。

关于晋级鉴定的问题,经联系信访人本人确认,信访人的真实意思表示是希望根据信访人现在的病情,重新进行电焊工尘肺壹期职业病的晋级诊断,然后视晋级诊断结果再决定是否申请新的工伤伤残鉴定。广州市安全监管局联系咨询职业病诊断机构后,了解到职业病诊断机构确有开展职业病晋级诊断的业务事项,但是能否进入晋级诊断程序,这取决于信访人本人的病情发展。根据《中华人民共和国职业病防治法》第九条的规定,职业病诊断鉴定的监督主体为卫生行政部门,请信访人向所在地的卫生行政部门反映其问题。如果信访人在申请晋级诊断的过程中,需要原用人单位或者原诊断机构配合的,广州市安全监管局将在职责范围内提供协调帮助。如果信访人对晋级诊断的受理或者结论有异议,则请信访人向所在地的卫生行政部门反映。

(3)关于人力资源公司在2015年未组织信访人进行离岗职业健康检查的问题。

据查实,信访人已于2014年9月份诊断为电焊工尘肺壹期职业病,已明确为电焊工尘肺壹期职业病,且在进行职业病诊断前已脱离职业病危害岗位。因此,按照《中华人民共和国职业病防治法》以及《职业健康监护技术规范》的规定,2015年,在信访人离职时人力资源公司无须再组织进行离岗的职业健康检查。

(4) 关于按依申请政府信息公开的形式向信访人提供职业健康监护档案的问题。

与前所述,建立和提供劳动者职业健康监护档案的义务主体在于人力资源公司。经联系南沙区安全监管局,并且根据广州市安全监管局会同天河区安全监管局现场检查的结果,市、区两级安全监管局在执法办案过程中没有获取人力资源公司建立的涉及信访人本人的职业健康监护档案。因此,信访人要求提供的政府信息不存在。综上所述,广州市安全监管局维持南沙区安全监管局于2018年1月10日出具的答复意见。

【焦点问题】

本案有三个焦点问题。

1. 如何判定用人单位存在"未按照规定安排职业病病人进行诊治"的行为情形。

根据现行职业病防治相关法律法规的规定,职业健康监管和职业病防治工作有"防、治、保"三个主要环节,分别由安全监管部门、卫生行政部门、劳动保障行政部门负责。"保"是指职业病病人的社会保障工作。依据《中华人民共和国职业病防治法》第五十六条关于"用人单位应当保障职业病病人依法享受国家规定的职业病待遇。用人单位应当按照国家有关规定,安排职业病病人进行治疗、康复和定期检查"的规定,以及第七十二条第(六)项关于"用人单位违反本法规定""未按照规定安排职业病病人、疑似职业病病人进行诊治的""由安全生产监督管理部门给予警告,责令限期改正,逾期不改正的,处五万元以上二十万元以下的罚款;情节严重的,责令停止产生职业病危害的作业，或者提请有关人民政府按照国务院规定的权限责令关闭"的规定，安全生产监督管理部门对用人单位不按规定安排职业病病人进行诊治的行为，负有监督管理职责。

而《中华人民共和国职业病防治法》第七十二条第（六）项中关于"未按照规定"的法律内涵，编审者认为是指用人单位违反《中华人民共和国职业病防治法》的义务规定。而这种义务行为规定，应更多地体现在工伤保险待遇方面的政策法令规定。因为《中华人民共和国职业病防治法》第五十六条作了"按照国家有关规定进行安排诊治"的指引性规定。因此，用人单位是否存在"未按照规定安排职业病病人、疑似职业病病人进行诊治"的行为，应当先由劳动保障行政部门按照"国家有关规定"作出调查认定，确定了行为违法事实后再由安全监管部门进行立案查处。在实践中，对于已与用人单位终止劳动关系或者工伤保险关系的职业病病人，自其与用人单位的劳动关系或者工伤保险关系终止时，双方已不具有特定的职业健康权利义务保障关系，应不适用该条规定。但对于在劳动关系或者工伤保险关系终止之前发生的用人单位违反规定未安排职业病病人诊治行为，仍应适用该条规定。

在本案中，人力资源公司依法为劳动者葛某购买了工伤保险，使葛某具有享受工伤医疗待遇资格，在前期也为葛某办理住院医疗期申请，安排职业病治疗。但是在2015年12月以"时间上来不及安排"为由未予安排。2016年初，葛某工伤保险关系存续期间，又以葛某已不是公司员工为由，拒绝在《申请表》上盖章。也就是说，葛某在与人力资源公司的劳动关系或工伤保险关系存续期间，人力资源公司未满足职业病病人提出的职业病治疗诉求，未配合职业病病人开展工伤治疗医疗（康复）期的申请，存在未尽保障义务的行为，违反了《中华人民共和国职业病防治法》第五十六条的规定。对此，天河区安全监管局依据

《中华人民共和国职业病防治法》第七十二条第（六）项的规定，依法责令人力资源公司限期改正，并给予警告的行政处罚。由此可见，本案处理过程中认定的违法事实和责任处理是正确的。

2. 职业病病人是否可以自行提起住院医疗期的申请。

广州市人民政府《关于印发广州市工伤保险若干规定的通知》（穗府〔2014〕30号）第十条第（二）项规定："工伤职工需住院医疗（康复）的，在作出工伤认定后，由用人单位、工伤职工或者其近亲属向市劳动能力鉴定机构申请工伤住院医疗（康复）期确认，明确享受工伤住院医疗（康复）待遇的部位和期限等事项。"同时，根据广州市劳动能力鉴定委员会办公室复函《关于职业病病人住院医疗期申请相关问题的意见》，工伤职工医疗（康复）期间与工伤用人单位仍存续劳动关系或工伤保险关系，用人单位拒不为工伤职工提出申请的，工伤职工或其近亲属可向劳动能力鉴定委员会提出申请，并按规定提供有关申报材料。在实践中，职业病病人认定为工伤后，可以自行向广州市劳动能力鉴定机构申请工伤住院医疗（康复）期确认。

在本案中，葛某及其近亲属在用人单位人力资源公司拒不为工伤职工提出申请的情形下，依法有获得自行申请住院医疗期的救济途径。但是，申请时相关表格应由用人单位加盖印章的申请条件，确实给工伤职工自行申请造成不便。编者建议，相关主管部门进一步明确当用人单位拒不配合工伤职工提出的申请时，为工伤职工提供或者开放交投申请住院医疗期资料的制度和安排绿色通道。

3. 劳务派遣用人单位和用工单位在职业病病人待遇保障方面的法律义务差别。

本案中，葛某作为人力资源公司的劳务派遣工，其职业病待遇保障是由劳务派遣用人单位，还是用工单位负责？在本案处理过程中，出现了用人单位和用工单位相互推诿的现象。

根据《中华人民共和国职业病防治法》第八十六条第二款关于"劳务派遣用工单位应当履行本法规定的用人单位的义务"以及《广州市职业卫生监督管理规定》第二十二条、第二十三条、第二十四条的规定，被派遣劳动者在工作期间的职业卫生管理、职业健康监护和职业病诊断、鉴定事项应当由用工单位负责。

根据《中华人民共和国职业病防治法》第五十七条关于"职业病病人的诊疗、康复费用，伤残以及丧失劳动能力的职业病病人的社会保障，按照国家有关工伤保险的规定执行"的规定，在安排职业病病人治疗时应根据国家有关工伤保险的规定执行。同时，根据《劳务派遣暂行规定》第十条第一款"被派遣劳动者在用工单位因工作遭受事故伤害的，劳务派遣单位应当依法申请工伤认定，用工单位应当协助工伤认定的调查核实工作。劳务派遣单位承担工伤保险责任，但可以与用工单位约定补偿办法"的规定，劳务派遣单位承担工伤保险责任，是保障职业病人享受国家职业病待遇的重要主体。

根据《工伤保险条例》第五十四条关于"职工与用人单位发生工伤待遇方面的争议，按照处理劳动争议的有关规定处理"的规定，如果职业病病人与用人单位发生工伤待遇方面的争议纠纷，那么，按照劳动争议处理的法律规定，职业病病人可向劳动保障部门提出仲裁或通过司法途径解决。

【办案启示】

本案的妥善有效处置主要有三点启示。

1. 领导重视，加强协调。

在本案中，针对葛某的信访投诉案件，天河区安全监管局主要负责人高度重视，多次过问本案件的调查处理，重点约见信访人，严格把关案件办理方向和进度。加强与相关部门沟通协调，

案例五 广州市天河区某人力资源有限公司劳动者职业病医疗纠纷信访投诉

积极咨询劳动能力鉴定部门,特别是加强了与广州市安全监管局的联系,得到了广州市安全监管局的大力支持和帮助。广州市安全监管局职业健康处的负责人对信访案件的办理给予的悉心指导,广东省安全监管局安全监管四处主要负责人对信访人的耐心解释,对案件核心问题的把握和有效化解起到了关键性作用。

2. 换位思考,细心接访。

天河区安全监管局执法办案人员在处理本案过程中,始终换位思考,带着对信访人的切身感受,耐心细致地做好解释疏导工作,最大限度地争取信访人的理解、信任和支持。执法办案人员多次会见葛某,坦诚交流,公开透明办理案件的进度,让其感受到政府为民服务的诚意和为群众办事的立场,消除信访人的困惑和质疑,获得信访人的信任。

3. 吃透法律,保存证据。

本案中,信访人葛某的主要诉求是住院洗肺治疗,并且信访时间是在双方终止劳动关系和社会保险关系一年半以后提出,由于时间跨度较长,双方表述不一,处理此案不能简单地纠结在洗肺治疗与否的问题上,应根据事件发展的不同阶段来确定法律事实和适用法律。通过细研相关法律条款规定,准确认定人力资源公司在葛某的劳动合同关系或者工伤保险关系存续期间,在安排职业病病人诊治上存在未尽义务的违法行为,天河区安全监管局依法对人力资源公司作出立案处罚处理。

在葛某的信访诉求处理过程中,涉及工伤保险、劳动保障方面的流程细节和规范性文件较多,安全生产监管部门在职权上较少涉及,因而在信访诉求判断上存在诸多难点,面临一些规定不清晰的复杂情况。对此,天河区安全监管局采取了有针对性的工作措施:一是加强与信访案件双方的沟通,调查了解信访事项来龙去脉,做好证据采集和保存工作;二是对法律法规理解难点及时咨询聘请的法律顾问,吃透相关法律规定的内容;三是加强与有关部门的联系，对涉及其他部门业务的事项，通过发函、现场咨询等方式，弄清相关工伤保险规定和操作流程；四是正确引用法律文书，把握好来自劳动仲裁、司法审判的事实情况。葛某信访案经历了劳动仲裁、南沙区人民法院一审和广州市中级人民法院终审，在终审判决下达前，不能视其为不存在劳动关系，但是也不能因为法院的民事判决未生效而放弃行政主管部门的具体调查行为。

【专家点评】

在现阶段，用人单位雇佣劳务派遣工的现象普遍存在，而且能够提供给劳务派遣工（俗称"外包工"）的作业岗位通常存在较高风险的职业病危害，加上这些由劳务公司派遣来的劳动者通常具有临时性用工特点，在职业健康法规知识，尤其是防护知识的培训和认识及自我防护意识上存在短板，在个人职业病防护用品正确配备和使用上也存在很多不足。因此，劳务派遣工已成为全社会关注的职业病危害重点人群。但是，关于作为弱者的劳务派遣工，在发生职业病后，尤其是在劳动关系存在前后的特殊过渡时期，如何得到及时合理的救治与康复，该信访案例具有一定的代表性，对处理类似案例提供了有效的借鉴。

信访案件复杂、多变，涉及面广。该信访案件除了劳务工、派遣单位、用工单位等案件涉及的直接当事方外，还涉及职业健康监管的多个行政部门，也覆盖多方面的法律、法规、文件等政策层面上的要求。该信访案件得以妥善处理归因于以下三点：首先，领导重视和加强沟通，有上级部门的业务指导和各方的积极配合；其次，办案人员坚持依法依规办事原则，通过咨询法律顾问，吃透法律规定，抓住问题症结，有针对性地收集证据和合理利用证据，尤其是诊断、鉴定证明、判决书等，做到信访案件办理心中有数，及时稳妥推进；再次，办案人员在办案过程中注重换位思考，耐心引导，争取信访人信任，为案件办理创造了有利条件。相信通过类似信访案件的客观、公正、稳妥处理，一定能够进一步推进劳务派遣工职业健康权益的保障工作。

（广州市职业病防治院　张维森）

【疾病链接】——电焊工尘肺

（1）概述。电焊工尘肺是长期大量吸入电焊烟尘所引起的一种混合性尘肺。电焊烟尘主要来自焊条的药皮和药芯，占全部烟尘的80%～90%，来自金属母材的仅有10%～20%。电焊烟尘的化学成分随着焊条种类和被焊金属的不同而各异，但其中大部分为氧化铁，其次为氧化锰、氟化物、无定形二氧化硅和镁、铜、锌、铬、镍等微量金属等。

（2）接触机会与接触限值。焊接技术在工业生产中广泛应用，在建筑、矿山、机械、造船、化工、铁路、国防等工业中的电焊作业工人均可接触电焊烟尘。目前，焊接工艺有手工电弧焊、自保护焊、二氧化碳保护焊、氩弧焊、埋弧焊和碳弧气刨等。在焊接时，电焊条和金属母材在电弧高温（3 000～6 000 ℃）下产生炽热的冶金反应，可生成大量的金属氧化物，并以气溶胶的状态散发到空气中，再经冷凝而生成电焊烟尘。职业接触限值 $PC-TWA$ 为 4 mg/m^3。

（3）发病机制。关于尘肺的发病机制，有机械刺激学说、化学中毒学说、表面活性学说、免疫学说，以及细胞因子学说、氧自由基学说等。电焊工尘肺病理的主要改变为尘斑、结节和间质纤维化。尘斑由大量含尘巨噬细胞及少量单核细胞构成，间有少许胶原纤维。结节大小一般约为 2 mm，主要成分为胶原纤维。结节周围有灶性肺气肿。尘粒呈棕褐色，铁染色呈深蓝色强阳性反应。晚期偶见由多量密集的粉尘纤维灶和广泛的间质纤维化构成的大块肺纤维化病变。

（4）临床表现。发病较缓慢，发病工龄一般在 15～25 年。但近年来，广东省发现使用二氧化碳保护焊和钨极氩弧焊的集装箱制造业的电焊工尘肺发病工龄仅为 5.67～14.33 年，平均为（8.04±1.97）年，明显短于其他行业的发病工龄。电焊工尘肺病程进展缓慢，病人在早期多无自觉症状或症状轻微。随着病情进展，特别是出现并发肺气肿和肺部感染后，可出现咳嗽、咳痰、胸痛和气促等症状。病人一般无明显体征，并发支气管炎、肺部感染时可闻及干性或湿性啰音；如有严重的肺气肿可出现桶状胸。电焊工尘肺并发肺气肿较多见，而并发肺结核少见。肺功能检查早期多属正常范围，晚期可出现通气功能和换气功能的损害。

（5）诊断。病人要有可靠、详细的接触电焊烟尘史；要有技术质量合格的 X 射线后、前位胸片，胸片必须采用高千伏摄影技术，合格的胸片是指质量达到优或良的胸片。要进行鉴别诊断，排除其他类似的肺部疾病。要对照尘肺病诊断标准片，按《职业性尘肺病的诊断》（GBZ 70—2015）进行诊断。

（6）治疗及处理。电焊工尘肺确诊后，应将病人调离电焊烟尘作业。病人即使不再接触电焊烟尘，其肺部病变仍会继续发展；倘若病人不调离电焊烟尘作业，继续接触电焊烟尘，可加重电焊工尘肺的病情。电焊工尘肺的治疗包括抗纤维化药物治疗、对症治疗和并发症治疗。抗纤维化药物治疗的效果在于延缓电焊工尘肺病变的进展。对症治疗主要是对电焊工尘肺病人的气促、咳嗽、胸痛等症状的治疗，以解除病人的痛苦，如对较重的气促者，给予支气管扩张剂，或支气管扩解痉剂；较明显的胸痛，可给予止痛剂；早期病人的轻微咳嗽，可无需药物治疗，中等或较重的咳嗽，倘若干咳无痰，可服用镇咳、止咳剂，若痰黏稠，不易咳出，可给予祛痰剂。电焊工尘肺并发症的治疗，主要是对并发肺结核、呼吸道感染、自发性气胸和慢性肺源性心脏病的治疗。

案例六　广州市萝岗区某娱乐用品有限公司职业性手臂振动病危害信访投诉

【案例背景】

广州市萝岗区某娱乐用品有限公司（下称"娱乐公司"）是一家外商独资企业，成立于1995年。娱乐公司在生产过程中产生的职业病危害因素有粉尘、噪声、铅烟、铅尘、正己烷、二甲苯、电焊烟尘、振动、X光、高温等。根据《建设项目职业病危害分类管理规范》的规定，该公司属于职业病危害严重的用人单位。有在职劳动者1 308人，其中接触振动、电焊烟尘等职业病危害因素的劳动者有1 100人。

自2010年1月，娱乐公司发生了职工患职业性手臂振动病事件，最后确诊各类职业病人103人，前后历时近5年处置完毕，娱乐公司单方面赔偿金额高达2 800万元。该事件涉及人数之多，处置时间之长，受境内外媒体关注度之高，赔偿金额之巨，是广州市萝岗区建区以来最严重的职业病群体事件，直接导致了该公司于2013年3月18日停产关闭。

【案例回放】

2010年1月，广东省职业病防治院首次出具2例娱乐公司疑似职业性手臂振动病的报告。自此几年内，萝岗区安全监管局陆续收到该公司职业病的疑似与确诊病例报告。随着娱乐公司新发现职业病人数的逐渐增多，因其员工对职业病诊断、职业病治疗期间的工资待遇以及职业病赔偿等问题产生不满，信访投诉问题也日渐增多。为了更好地处置娱乐公司的职业病危害事件，萝岗区政府于2012年4月15日成立了领导小组，明确了各职能部门的分工、制定了处置原则，使处置工作始终处在总体有序、平稳可控的状态，直至该公司因职业病事件于2013年3月18日宣布停产，并于2013年4月19日前按照《中华人民共和国职业病防治法》的规定，全部完成接触职业病危害作业员工的离职时职业健康检查。2015年1月12日，娱乐公司最后6名职业病病人在广州市中级人民法院的上诉案件终审判决。2015年7月9日，广东省高级人民法院驳回娱乐公司上述6名职业病病人的再审申请，娱乐公司的职业病危害事件最终得以妥善解决。本次事件的成功处置，不仅对萝岗区，而且也对广州市，甚至全国处置类似事件产生深远的影响。

【焦点问题】

如何认识处置此类群众性突发事件的方式。

当一家用人单位出现多名职业病病人时，是按普通职业病危害事故处理，还是按职业病危害突发事件处置，这确实是一个值得高度重视、审慎对待的问题。本案中，娱乐公司在短时间内诊断出多例职业病，加之各种媒体的跟踪报道，已给社会面带来了较大的负面影响，处置中稍有不慎，就有可能引发劳动者停工、甚至演变为群体性职业卫生事件。在这种情形下，属地人民政府及其有关主管部门的敏觉性和重视程度，将极有可能直接影响并决定事态发展的性质和方向。

在娱乐公司职业病事件处置前期，有的职能部门的观念还停留在此事件属普通的职业病危害事故的层面，完全可由安全监管

案例六 广州市萝岗区某娱乐用品有限公司职业性手臂振动病危害信访投诉

部门联合卫生行政部门和医疗机构进行处置。然而,随着事件的不断升温,特别是在被确诊人数上升到百人,各种媒体的炒作、不明真相群众的参与等信息的积累,给事件的处置带来复杂性和不可预测性,形成了巨大的社会不稳定因素,给企业、社会、各级部门带来了较大压力。

直面问题需要勇气,解决问题需要水平。在应对群体性事件的实际操作中,每一名职业病患者问题的解决,都将涉及职业健康检查、职业病诊断与鉴定、职业病病人治疗期间的工资待遇、工伤认定、劳动能力等级鉴定期间的工资待遇、伤残等级认定、工伤待遇以及劳动合同解除的合法性、民事赔偿等十个方面的问题。因此,按新修订的《中华人民共和国职业病防治法》规定的职责分工,至少涉及安全监管、卫生、社保三个主要的职业卫生监管机构。随着被诊断的职业病病人的增多,事态的进一步扩大,涉及的政府部门也不断增多,如综合治理、宣传、赔偿资金管控等部门。在损害经济赔偿金额加大,社会面不稳定因素增多的情况下,要想妥善处置好同类事件,就应参照《中华人民共和国突发事件应对法》中建立预案、成立领导机构、分工负责、多部门联动等方式方法进行处置。前期,由于职业病人数的逐渐增多,再加上各职能部门的信息沟通渠道相对滞后,安全监管、卫生、社保等部门在各自职责范围内进行处理的"单打独斗"的方式,日益显示其不足,容易造成工作的重复、低效等一系列问题。

鉴于不断凸显的双方矛盾,经有关部门的多次调研以及对处置方案的反复研讨,2012年4月15日,萝岗区委、区政府成立了处置工作领导小组,由时任的管委会副主任、常务副区长任组长,根据处置的需要设置了由各职能部门派出骨干力量组成的6个专业小组,日常事务由萝岗区安全监管局牵头,领导小组办公室设在萝岗区安全监管局,由萝岗区安全监管局局长兼任办公室主任。领导小组办公室下设职业病防治组、职业病诊治组、职业病赔偿保障组、职业病事件维稳控制组、职业病事件新闻通报组、企业情况调查组等6个专业小组，按职能分工协同开展处置工作。至此，在强有力的处置领导机构的统一领导和统筹推进下，事件的处置逐步朝着平稳有序、效果明显、情况可控的方向发展。可以说，萝岗区对娱乐公司职业性手臂振动事件的有效处置达到了预期目标，所实施的处置突发事件的方法是成功的、可借鉴的。

【办案启示】

本案的妥善有效处置主要有三点启示。

1. 强化责任，明确分工，建立统一高效的领导机构是有效处置的关键。

本案中，每一个职业病人问题的解决，涉及职业健康检查、职业病诊断、工伤认定、损害赔偿等十个方面的问题。事件开始之初，由于职业病人相对较少，处置根据安全监管、卫生、社保3个政府部门的职能分工独自进行。而随着事态的不断扩大，涉及的部门也不断增多，如综合治理、宣传、赔偿资金管控等部门。为避免和解决工作过程的重复和低效等一系列问题，2012年1月16日，萝岗区安全监管局局长果断向萝岗区委、区政府建议成立领导小组，统一领导处置娱乐公司职业病事件。经过有关部门的多次调研以及对处置方案的反复研讨，2012年4月15日，萝岗区委、区政府成立了处置工作领导小组，由时任的管委会副主任、常务副区长任组长，根据处置的需要设置了由各职能部门派出骨干力量组成的6个专业小组，领导小组办公室设在萝岗区安全监管局，由萝岗区安监局局长兼任办公室主任负责日常事务。至此，在统一、高效的领导小组的统筹下，各部门协同作战、共享信息，事件的处置得到有序的推进。

案例六 广州市萝岗区某娱乐用品有限公司职业性手臂振动病危害信访投诉

2. 依法行政，以人为本，确立合法合理的处置原则是顺利处置的基础。

在成立处置工作领导小组的同时，经过充分论证与反复研讨，考虑到职业病病人的实际，领导小组确定了三大处置原则：一是依法依规处置原则；二是遇到法律争议采取就高不就低的原则；三是逐个协商解决的原则。采取了"先易后难，化整为零，分类处理，循序渐进"的工作方式；建立了政府职能部门、企业与职业病病人之间的三方周报制度，及时掌握事态发展的动向，保持信息的畅通。这样完全确保了娱乐公司职业病事件的处置始终处在有序、平稳、高效、可控的状态，直到事件最终的彻底解决。

3. 主动作为，勇于担当，形成同心协力、相得益彰的处置合力，是最终成功处置的保证。

在确定了处置的原则和工作思路后，萝岗区有关职能部门各司其职，密切配合，狠抓落实。萝岗区安全监管局作为处置娱乐公司职业病事件的牵头协调部门，虽然刚刚接管职业健康预防环节的监管职能，任务艰巨，但是，他们发扬"敢为人先，务实进取"的精神，迎难而上，在最短的时间内拟定了《娱乐公司职业病事件的处置方案》。整个处置期间，先后召开了32次协调会、研判会，分别就职业病病人治疗期间的工资待遇问题、职业病伤残等级鉴定期间的工资待遇问题、工伤赔偿以及劳动合同解除的合法性等问题召集有关部门进行多次协商，及时通报协商结果，化解了多次尖锐矛盾与纠纷；每逢重要的敏感期间，如春节前、党的十八大期间、娱乐公司准备提前关停期间，都及时召集有关部门分析形势，研究部署化解工作，推动工作落实，力求把矛盾处理在基层，化解在基层，整个处置过程中没有出现一个职业病病人因对处置的不满而越级到省、中央上访，切实维护了劳动者的职业健康及其相关权益。萝岗区社保局认真履行职业病人社会保障的法定职责,不推诿、不拖延,及时解决了职业病病人治疗期间的工资待遇问题、职业病伤残等级鉴定期间的工资待遇问题、工伤赔偿以及劳动合同解除的合法性等问题。遇到争议,及时召集劳动者与该企业进行协商,督促娱乐公司及时公布《娱乐公司职业病事件赔偿处置方案》,消除职业病病人的后顾之忧,多次化解了突出矛盾,确保劳资双方的合法权益。萝岗区卫生局多次与承担本次职业病诊断与治疗工作的广东省职业病防治院协商,确保每个职业病病人得到及时的诊断与治疗,根据处置需要及时调整诊治时间,配合事件的处置。萝岗区维稳办与辖区派出所及时收集职业病问题引起社会稳定方面的信息,并做好研判工作,及时有效、适度管控重点挑头人员,加强了对娱乐公司主要负责人的监管;制订应对事态扩大的防范措施和应急预案,特别是当境外的非政府组织恶意介入该事件时,加强了与国安部门的联系,确保处置工作的顺利进行。萝岗区招商局、经发局及时了解该公司性质、产值、税收、经营状况、设备工艺是否先进,就企业的转型升级方面提出相应处理意见;同时强化了在必要时的诉前财产保全措施,防止公司资产转移,逃避责任;当该公司因赔偿数额较大,资金出现问题时,又因外汇的管制问题,出现资金不能及时从总部转入时,相关部门及时与省外汇管理局协调,确保资金的及时转入,使参与事件处置的"巧妇"有了及时的"可炊之米",确保处置工作的顺利推进。萝岗区宣传部及时设立有关此次职业病事件的对外新闻发言人,负责统一应对有关媒体,就此次职业病事件新闻发布,协调与媒体的沟通,确保媒体的报道真实、客观,有效消除负面的舆论影响。

　　实践证明,在处置此类群体性突发事件时,首先,要强化责任,明确分工,建立统一、高效的领导机构,这是有效开展处置工作的关键。其次,要敢于直面问题,领导小组深入基层,调查研究,找准症结,对症下药,在反复研讨、论证的基础上提出处

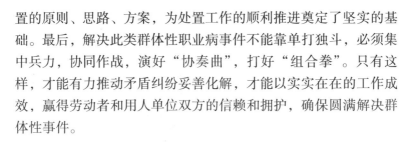

置的原则、思路、方案,为处置工作的顺利推进奠定了坚实的基础。最后,解决此类群体性职业病事件不能靠单打独斗,必须集中兵力,协同作战,演好"协奏曲",打好"组合拳"。只有这样,才能有力推动矛盾纠纷妥善化解,才能以实实在在的工作成效,赢得劳动者和用人单位双方的信赖和拥护,确保圆满解决群体性事件。

【专家点评】

娱乐公司职业病事件的顺利解决,是属地人民政府、有关部门及相关各方合力推进的结果。该事件的妥善处置,为类似事件的处置提供了参考与借鉴:一是形成部门合力。群众性职业病事件的处置涉及安全监管、卫生计生、社保、综合治理、公安、国安、经济、宣传、赔偿资金管控等部门,为加强有关部门的信息对接、联动及有效配合,牵头单位安监部门先后召开了32次协调会、研判会。二是确定科学、有效的处置原则。对于群体性事件与个体性事件,所采取的处置原则是不同的。如对本起群体性事件,萝岗区委、萝岗区政府成立领导小组,设置由有关部门组成的6个专业小组;确定了依法依规处置、遇到法律争议采取就高不就低、逐个协商解决的三大原则。三是对事件发展的预见性。全面分析事件处置的复杂性和不可预测性,尤其在特定的敏感时段,要及时研判,超前处置。四是在依法依规基础上充分体现政府及社会的人文关怀。该事件中,相关职能部门及时充分做好劳资双方的思想工作,督促该企业及时公布事件赔偿处置方案;遇到争议时及时召集劳资双方进行协商,及时化解矛盾,确保劳资双方的合法权益。五是统一宣传口径,及时公开信息,营造良好的舆论氛围。在该事件中,由萝岗区宣传部设立新闻发言人,统一应对该事件的新闻发布、协调及沟通工作。六是司法裁决是妥善解决事件的最后一环。及时引导当事人在协商谈判无果时走法律途径,是妥善解决事件的最终途径。在该案件中,广东省高级人民法院驳回该公司6名职业病病人的再审申请,表明该事件的处置全面终结。

(广东省职业病防治院　陈嘉斌)

【疾病链接】——手臂振动病

(1) 概述。手臂振动病是长期从事手传振动作业而引起的以手部末梢循环或手臂神经功能障碍为主的疾病,并能引起手臂骨关节-肌肉的损伤。其典型的临床表现为振动性白指。

(2) 接触机会与接触限值。能引起手臂振动病的工种,主要是使用振动性工具,从事手传振动的作业。根据以往调查,主要有凿岩工、煤矿掘进工、铆钉工、风铲工、捣固工、固定砂轮和手持砂轮磨工、油锯伐木工、电锯工、锻工、铣工等。职业接触限值:手传振动4小时等能量频率计权振动加速度限值为5 m/s^2。

(3) 发病机制。手臂振动病的发病机制尚未明确。目前,认为长期从事振动工作的劳动者由于其手握持工具,使局部组织压力增加而致血管内皮细胞受损,引起血管内皮细胞产生的收缩因子释放增加,造成局部血管收缩,而松弛因子释放减少,使血管扩张的机制反应性降低,抗血小板凝聚功能减低,进一步加剧了原已增厚的血管内皮的阻塞过程。另一方面,振动刺激可通过躯体感觉-交感神经反射使手指血管运动神经元兴奋性增强,血管平滑肌细胞对去甲肾上腺素的反应增强。振动是致病因素,寒冷是诱发因素,最终导致手指局部血管痉挛而出现白指。

(4) 临床表现。长期暴露于手臂振动的工作,最早出现的症状多为间歇性或持续性手麻和(或)手痛,在夜间明显,其次为手胀、手掌多汗、手臂无力和关节疼痛等症状,可伴有类神经征的表现。检查可见指端振动觉和手指痛觉减退。如果不引起重视,病情进一步发展可出现振动性白指,这是振动病典型的临床表现。其特点是发作具有一过性和时相性特点,一般是在受冷后出现患指麻、胀、痛,并由灰白变苍白,由远端向近端发展,界限分明,经常发作,严重者可出现指端坏疽。临床表现有手部痛觉、振动觉明显减退或手指关节肿胀、变形,严重时手部肌肉明显萎缩或出现"鹰爪"样手部畸形,严重影响手部功能。

(5)诊断。根据病人具有长期从事手传振动作业的职业史,出现手臂振动病的主要症状和体征,结合末梢循环功能、周围神经功能检查,并排除其他病因所致类似疾病,依照《职业性手臂振动病的诊断》(GBZ 7—2014)进行诊断。

(6)治疗及处理。根据病情进行综合性治疗。加强个人防护,注意手部和全身保暖。对于患有轻度手臂振动病的病人,应将其调离接触手传振动的作业,鼓励其进行适当治疗,并根据情况安排其他工作;患有中度手臂振动病者和重度手臂振动病者必须将其调离振动作业,鼓励其积极进行治疗。

案例七　广州市荔湾区某船舶有限公司劳动者职业病危害纠纷信访投诉

【案例背景】

江西省某船舶有限公司（下称"船舶公司"）成立于2012年2月，住所为江西省九江市。江西省某实业有限公司（下称"实业公司"）成立于2004年12月，住所为江西省九江市。船舶公司和实业公司均为广州某造船有限公司以工程承揽合同形式进行业务外包的合作单位。

抱某、苏某、俞某，均为男性，非广州户籍，为船舶公司的劳动者。2017年4月13日，俞某到广州市安全监管局信访投诉，反映船舶公司未向其提供2015年至2017年的在岗职业健康检查报告，影响其进行职业病诊断。2017年8月3日，船舶公司的劳动者抱某、苏某、俞某三名船舶修造工上门到广州市安全监管局信访投诉，反映船舶公司不为其提供个人历年在岗职业健康检查报告，无法进行职业病诊断。广州市安全监管局依法受理后高度重视，多次派执法人员前往广州某造船企业荔湾厂区和南沙龙穴厂区进行现场调查取证，召开相关多方协调会，协调解决和落实有关信访投诉事项。

在办案过程中，广州市安全监管局多次前往船舶公司和实业公司调阅抱某、苏某、俞某三人的职业健康监护档案，但是两家

案例七 广州市荔湾区某船舶有限公司劳动者职业病危害纠纷信访投诉

公司均表述三位信访人的个人职业健康监护档案已遗失,无法提供复印件。后经过广州市安全监管局和属地街道维稳部门的充分协调和耐心解释说服,船舶公司分别对三位信访人进行了合理的经济赔偿,案件最终得到妥善处置。三位信访人专程到广州市安全监管局业务处室赠送一面"公正严明,维权先锋"的锦旗。

【案例回放】

2017年3月9日,抱某、苏某两人向南沙区安全监管局投诉,要求船舶公司恢复其劳动关系并提供其在岗期间职业健康检查报告。南沙区安全监管局依法不予受理。2017年3月15日,两位信访人就同一事项向荔湾区安全监管局信访投诉。2017年4月1日、10日、20日,荔湾区安全监管局3次组织多方协调会,责成船舶公司直接对两位信访人进行经济赔偿。2017年4月13日,俞某到广州市安全监管局信访投诉船舶公司,反映船舶公司未向其提供2015年至2017年的在岗职业健康检查报告,影响其进行职业病诊断。2017年7月20日,荔湾区综合行政执法局根据《中华人民共和国职业病防治法》第三十六条第三款的规定,对船舶公司未能按照规定提供抱某、苏某等二人历年职业健康监护档案的违法行为依法给予行政警告,并处7万元罚款的行政处罚。

2017年8月3日,抱某、苏某、俞某三人来广州市安全监管局信访投诉,反映实业公司不为他们提供个人历年在岗职业健康检查报告,无法进行职业病诊断。2017年8月15日,广州市安全监管局组织对船舶公司、实业公司的相关人员及三位信访人进行询问调查。2017年8月28日,广州市安全监管局致函广州某造船有限公司,要求协助查找信访人所说的个人历年职业健康监护档案资料,得到的回复依然是"无法找回"。同时,广州市安全监管局致函广州市职业病防治院、广州造船厂医院,要求提供三位信访人的个人职业健康检查报告。广州造船厂医院出具了《关于依法提供劳动者历年职业健康检查结果的复函》，显示抱某在2013年职业健康检查时查出噪声作业职业禁忌证，建议调离噪声作业岗位；苏某在2016年职业健康检查时查出粉尘作业禁忌证，建议调离粉尘作业岗位。广州市安全监管局现场检查船舶公司、实业公司，未查找到其关于信访人的调岗和复查记录。2017年9月14日，广州市安全监管局发出安全生产行政执法文书《责令限期整改指令书》，分别对两个用人单位的职业卫生违法行为进行责令改正。

2017年10月18日，广州市安全监管局执法人员前往广州某造船有限公司进行执法检查，现场调查设置在饭堂大楼报到处的考勤机和人力资源部临时办公室的电脑系统，固定了三位信访人的真实工作入职记录。2017年10月25日，三位信访人向广州市安全监管局提出政府信息公开的申请（涉及执法检查获取的三位信访人的职业史和职业健康检查结果的信息资料）。2017年10月27日，广州市安全监管局向三位信访人出具了《关于依申请公开政府信息的答复函》，分别向三位信访人提供了在执法办案中获取的政府信息。

2017年11月2日，广州市安全监管局向三位信访人出具《信访答复书》。2017年11月20日，三位信访人对信访答复书不满意，向广东省安全监管局申请信访事项复查。在广东省安全监管局复查期间，2017年12月7日，广州市安全监管局在参加属地街道办事处组织的信访人协调会时，船舶公司的负责人再次强调"因公司多次搬家遗失申请人所说的历年职业健康监护档案，无法找回"。2017年12月12日，广州市安全监管局派工作人员前往广东省职业病防治院调取了旁证人李某的历年职业健康监护档案。2017年12月15日，广州市安全监管局再次派执法人员前往广州造船厂医院调取抱某等三人的历年职业健康检查原始资料，并确认其签名的真实性。

通过详细查找当事人的仲裁、诉讼文书，广州市安全监管局发现2017年7月14日的《广州市劳动人事争议仲裁委员会仲裁裁决书》，显示苏某、抱某与船舶公司有2014年2月21日至2019年2月20日的书面劳动合同。但是，申请人的劳动关系主体归属问题在经过广州市劳动仲裁裁决后，双方均表示不服，并各自向荔湾区人民法院提出了民事诉讼。2017年11月29日，荔湾区人民法院作出一审判决，劳动仲裁的结果与法院一审判决的结果出现矛盾，法院一审判决的结果显示苏某、抱某于2014年2月至2017年2月与实业公司不存在劳动关系。而信访人对法院一审判决不服，拟提出二审诉讼。

【答复要点】

1. 关于提供历年在岗职业健康检查报告的问题。

广州市安全监管局调阅实业公司和船舶公司的职业健康监护档案，两家公司均不能提供信访人三人的在岗职业健康检查报告原件及复印件。广州市安全监管局商请广州市职业病防治院和广州造船厂医院协助调查，广州市职业病防治院书面回复广州市安全监管局，确定信访人三人没有在该院进行职业健康检查的记录资料，而广州造船厂医院向广州市安全监管局书面回复了信访人三人在该院进行职业健康检查的情况，详细情况已由广州市安全监管局于2017年10月27日出具的《关于依申请公开政府信息的答复函》，向信访人进行了公开。如果信访人对广州造船厂医院提供的职业健康检查结果有异议，则可向卫生计生部门反映。

2. 关于明确个人职业史的问题。

（1）信访人在工程外包队伍劳动服务的时间起点。

广州市安全监管局现场调查工程发包方广州某造船有限公司设置在饭堂大楼报到处的考勤机和该公司人力资源部临时办公室

的电脑系统，还原了苏某、抱某、俞某的真实工作入职记录。

（2）现有证据无法判定苏某和抱某自 2014 年 2 月 21 日是否发生了劳动关系的变更。

据查证，在 2014 年 2 月 21 日前，苏某和抱某确实与实业公司建立了劳动关系。在调查过程中，船舶公司单方面出具了苏某和抱某于 2014 年 2 月 21 日分别与该公司建立劳动关系的劳动合同文本原件。经辨认，该两份劳动合同文本的单位名称采用印章方式加盖，并非手写。而该两份合同的真伪和是否采用隐瞒的方式进行签订，以及其效力如何，请信访人向劳动人事争议仲裁委员会或者人民法院主张权利。

（3）未安排劳动者进行离岗前的职业健康检查，用人单位做出解除劳动合同的行为应当依法认定为无效。

据查证，抱某在 2013 年进行在岗职业健康检查的具体时间为 2013 年 7 月 17 日，医疗卫生机构明确提出抱某有职业禁忌证，应进行肺部 X 射线影像学复查，在 2014 年进行在岗职业健康检查的具体时间为 2014 年 4 月 2 日。苏某在 2013 年进行在岗职业健康检查的具体时间为 2013 年 7 月 17 日，医疗卫生机构明确提出苏某应进行听力电测听和肺部 X 射线影像学的复查，在 2014 年进行在岗职业健康检查的具体时间为 2014 年 4 月 2 日。经调查，实业公司未能提供抱某、苏某在 2013 年至 2014 年期间的离岗时职业健康检查结果报告，也未能提供安排上述两名劳动者进行职业健康复查的证明资料，涉嫌违反了《中华人民共和国职业病防治法》第三十五条第二款的规定。因此，抱某和苏某是否已与实业公司解除劳动合同关系的效力问题，应根据《中华人民共和国劳动合同法》第四十二条和第四十八的规定，向劳动人事争议仲裁委员会或者人民法院主张权利。

3. 关于信访人申请职业病诊断的问题。

关于信访人提出的职业病诊断问题，在广州市安全监管局的多次协调和督促下，按照常规程序进行职业病的诊断，请信访人做好相关配合工作。

4. 关于荔湾区综合行政执法局对船舶公司给予行政处罚的问题。

2017年7月20日，广州市荔湾区综合行政执法局基于船舶公司没有按照规定向抱某、苏某提供个人职业健康监护档案复印件的违法行为，对船舶公司进行了行政处罚。如该行政处罚决定与事实不相符合，广州市安全监管局将根据广州市劳动人事争议仲裁委员会的仲裁结果的最终法律效力，提请有关部门决定是否应变更或者撤销荔湾区综合行政执法局的行政处罚决定。

【焦点问题】

本案有三个焦点问题。

1. 个人职业健康监护档案的佚失是否对劳动者职业病诊断造成决定性影响。

本案中，船舶公司不能提供抱某等三人历年职业健康监护档案问题，违反了《中华人民共和国职业病防治法》的规定。经调查，广州市安全监管局致函广州造船厂医院，获取了三位信访人近3年的职业健康检查结果。同时，经过现场调查，核实了信访人在广州某造船有限公司务工的工作起始时间及所接触职业病危害因素的证据。根据《中华人民共和国职业病防治法》第四十八条的规定，职业病诊断、鉴定过程中，用人单位不提供工作场所职业病危害因素检测结果等资料的，诊断、鉴定机构应当结合劳动者的临床表现、辅助检查结果和劳动者的职业史、职业病危害接触史，并参考劳动者的自述、安全监管部门提供的日常监督检查信息等，作出职业病诊断、鉴定结论。因此，三位信访人的个人职业健康监护档案的佚失并不会影响申请人的职业病诊断，诊断机构可结合信访人的临床表现、辅助检查结果和劳动者的职业史、职业病危害接触史，并参考劳动者的自述，作出职业病诊断结论。

2. 荔湾区综合行政执法局作出的行政处罚是否有误的问题。

本案中，苏某、抱某的劳动关系主体不清晰或者说不能确定，苏某、抱某认为用人单位是实业公司，而船舶公司则认为其就是苏某、抱某的用人单位。为此，双方存在重大分歧并诉诸人民法院。在信访办理期间，鉴于申请人苏某、抱某与实业公司的劳动关系主体纠纷正在通过司法审判途径解决，没有最后的二审终审结果，因此，需等待司法审判的最终结果。本案中，广州市安全监管局经过调查，发现信访人存在职业禁忌证，但是实业公司未对信访人进行调岗并告知的问题。由于信访人与实业公司的劳动关系主体纠纷问题没有最终的司法审判确定，广州市安全监管局据此则不能确定实业公司违法行为的连续性及所产生的行政处罚追诉时效，所以，对此案作为执法办案机关暂行不能进入行政处罚立案程序。同样的事由，荔湾区综合行政执法局于2017年7月20日对船舶公司未能按照规定提供苏某、抱某历年职业健康监护档案复印件的违法行为，作出的行政处罚是否有误的问题，只能等待人民法院的最终审判结果，并以此作出是否有误的判定。

3. 在现场调查中当事人双方对同一事实存在争议应当如何处理。

本案中，对俞某的工作岗位问题，广州市安全监管局介入调查后发现当事人双方存在较大分歧。2017年10月18日，广州市安全监管局执法人员前往广州某造船有限公司进行执法检查，现场调查设置在饭堂大楼报到处的考勤机和该公司人力资源部临时办公室的电脑系统，调查结果显示俞某的真实工作入职记录。根据俞某所述，其入职后一直从事的是与打磨除锈工同岗位同时间的船舱画粉笔工作，等同于打磨工并接触有噪声危害。而船舶公

案例七 广州市荔湾区某船舶有限公司劳动者职业病危害纠纷信访投诉

司出具的《关于俞某职业史情况的相关说明》显示，俞某的QA工作与打磨工作业交叉进行且时间不同，不存在噪声危害。

《中华人民共和国职业病防治法》第四十九条规定，职业病诊断、鉴定过程中，在确认劳动者职业史、职业病危害接触史时，当事人对劳动关系、工种、工作岗位或者在岗时间有争议的，可以向当地的劳动人事争议仲裁委员会申请仲裁；接到申请的劳动人事争议仲裁委员会应当受理，并在三十日内作出裁决。因此，鉴于当事人双方对俞某的岗位工种、岗位内容有争议，广州市安全监管局在信访答复书中建议信访人依照《中华人民共和国职业病防治法》第四十九条的规定，向当地劳动人事争议仲裁委员会申请仲裁。

【办案启示】

本案的妥善有效处置主要有三点启示。

1. 现场调查应立足于确定法律事实。

《中华人民共和国职业病防治法》赋予了安全监管部门在处置职业病诊断、鉴定工作中的现场调查权，目的是寻找真相，依法确定案件中信访人诉求的法律事实，而法律事实是建立在有充分证据证明的客观事实的基础上。可以说，法律事实与客观事实是两个不同的法律概念。由于寻找真相的能力水平的局限性和当事人之间的利益冲突，执法办案人员应尽最大能力确定解决案件问题的法律事实。因此，确定法律事实的证据之间不应该出现矛盾，如确实不能排除证据之间的矛盾，不能消除当事人双方对同一事实的异议或者分歧，则应遵循《中华人民共和国职业病防治法》第四十九条规定的处置方法，告知当事人寻求劳动仲裁或者民事诉讼等法律救济的途径。

2. 应尊重司法民事诉讼审判的结果。

在职业健康信访案件的办理过程中，往往会涉及当事人之间由于劳动合同关系、社会保险关系、工作起始时间等方面的冲突而引发的民事诉讼问题。本案中,苏某、抱某的劳动关系主体不清晰或者说不能确定,苏某、抱某认为他们的用人单位是实业公司,而船舶公司则认为其就是苏某、抱某的用人单位。为此,双方存在重大分歧并诉诸人民法院。因此,确定不了用人单位的法律主体地位,也就不能据此确定劳动者职业健康权益的保障主体,那么本案件的处理就成为悬案。作为承担现场调查职责的安全监管部门,应尽可能地通过调查取证,努力获取客观真实的、有利于解决双方诉讼矛盾的有效证据,为信访答复争取有利时限。如确定不能通过现场调查获取有效证据,则需要耐心等待司法审判的最终结果。

3. 见证式调查取证有利于赢得信访人信任。

本案中,不管是俞某的工作岗位问题,还是抱某和苏某的职业史和职业病危害接触史问题,当事人双方存在较大分歧。解决分歧的有效办法就是深入案件一线、劳动者工作场所进行调查取证,而调查取证的人员范围、书证范围要尽可能的广泛和充分,同时,在条件允许的情况下可以通知信访人一同前往调查,并且在必要时组织当事人双方就某一具体问题进行对质,这样才能去伪存真,才能取信于信访人,进而有效避免闹访事件的发生。

【专家点评】

预防和消除职业病任重道远。修船、造船行业属于职业病危害严重的行业。不管是职业病危害严重的行业企业,还是职业病危害一般或者较重的行业企业,只要存在职业病危害因素,那么都有发生职业病的风险。

预防、控制和消除职业病,应该遵循治理职业病危害的优先原则,首先,优先选择无害工艺、设备和原辅料进行源头控制;其次,通过密闭、隔离、通风、排毒、除尘等工程防护设施进行主动防护；再次，加强个体防护和作业管理、实施定期监测和职业健康监护进行动态预防。通过职业健康检查和健康相关资料的收集，及时地将职业健康检查和资料分析结果报告用人单位和劳动者本人，以便及时采取干预措施是职业病预防的最后防线。用人单位应当履行职业病防治的主体责任，安排劳动者进行职业健康检查并为其建立职业健康监护档案，对界定为职业禁忌证的劳动者应当及时调离危害岗位；要建立完善职业卫生档案，确保记录履职履责的证据痕迹完整，实现职业卫生管理的自我约束和持续改进。

（广州东沙医院　周庆）

【疾病链接】——职业性噪声聋

（1）概述。噪声广泛存在于人们的工作过程和环境中，对人体多个系统，如神经、心血管、内分泌、消化系统等都可造成危害，但主要的和特异性损伤的是听觉器官。职业性噪声聋是一种特殊的慢性声损伤性耳聋，由于病人长期接触职业噪声而产生。

（2）接触机会与接触限值。较易发生噪声损伤的工种有：铆工、锅炉工、蒸汽锤工、铲工、锻锤工、并配工、剪切工、钢窗工、洋铁工、镰刀工、锻冶工、锉工、铲刃工、起重工、放样工、轮印工、织布工、纺纱工等。

职业接触限值：每天 8 小时等效声级或每周 40 小时等效声级为 85 dB（A）。

（3）发病机制。噪声聋的发病与噪声强度、接触噪声时间、噪声的频率及频谱、个体差异等有关。接触噪声的强度与听力损失的程度呈正相关。自 85 dB（A），随暴露年数增加，听力损伤加重。如强度相等，人耳对低频的耐受力要比中频和高频者强。

（4）临床表现。噪声性聋的基本症状是耳鸣、听力下降、头痛及头晕等。噪声引起的听力改变可为暂时性或永久性。停止噪声刺激后，听力能恢复或部分恢复，称为暂时性阈移；经休息仍不能恢复或遗留下听力损伤的听阈改变叫永久性阈移。噪声对人体听力损伤多表现双侧对称性、进行性的听力下降。早期由于最先是语言范围以外的高频听力受损伤，对听话能力影响不明显，故主观上并未感到听力障碍。听力检查主要显示在 3 000 Hz、4 000 Hz、6 000 Hz 处听力下降。随着接触噪声的时间延长，病人常在数年后表现出对低声谈话的听觉减弱，随之对普通谈话的听觉降低。纯音听阈测试结果提示除高频听阈进一步提高外，语言频率（500 Hz、1 000 Hz 和 2 000 Hz）听阈也有所提高。

（5）诊断。根据噪声接触史、临床表现和听力学检查，依据《职业性噪声聋的诊断》（GBZ 49—2014）进行诊断。

（6）治疗及处理。目前，仍无噪声聋的有效治疗方法。当出现症状后，应及时脱离噪声环境，停止噪声刺激，促使自然恢复。同时，应强调及早治疗。耳鸣、眩晕者可对症治疗。听力损失达重度以上者可配戴助听器。

案例八　广州市南沙区某药品有限公司劳动者职业病诊断纠纷信访投诉

【案件背景】

广州市南沙区某药品有限公司（下称"药品公司"）是一家外资独资企业，注册资本为6 550万美元，成立于2003年04月，主要从事生产、加工烟酰胺及其他相关产品，生产、加工活性医用药物成分等。

信访人张某，男，非广州户籍，于2004年7月入职药品公司工作，主要岗位职责是运行焚烧锅炉、重油锅炉，转运废水、废液，清理堵塞的过滤管道，处理锅炉故障，工作岗位为接触职业病危害因素的岗位。

2013年10月，药品公司委托某职业卫生技术服务机构对其工作场所职业病危害因素进行定期检测。2014年4月1日，广州市职业病防治院诊断张某患有职业性慢性轻度苯中毒（白细胞减少症）。药品公司依据某职业卫生技术服务机构出具的《工作场所职业病危害检测报告》，对张某的诊断结果有异议，于2014年5月向广州市职业病诊断鉴定委员会办公室申请职业病鉴定。在药品公司申请职业病鉴定的情况下，张某担心自己的身体健康状况，2015年1月20日至2015年10月，先后分别向南沙区安全监管局、国务院总理办公室进行信访投诉，反映药品公司与诊断机构相互串通，导致其不能诊断为职业病。

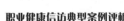

信访人在药品公司从事废水、废液转运的作业场所。

【案例回放】

在药品公司组织进行2013年职业健康检查中，张某被体检机构确定为疑似职业性慢性轻度苯中毒（白细胞减少症），遂申请进行职业病诊断，后被广州市职业病防治院确诊为职业性慢性轻度苯中毒。2014年5月，药品公司对诊断结果有异议，依据某职业卫生技术服务检测机构经更新后的《药品公司工作场所职业病危害检测报告》，向广州市职业病诊断鉴定委员会办公室申请职业病鉴定。2015年1月20日，张某第一次向南沙区安全监管局信访投诉，反映药品公司在诊断结果出来后，诊断机构出示的第二份工作场所职业病危害检测报告，与之前的第一份同一编号的检测报告书有误，第一份检测报告书才是真实报告。2015年2月11日，南沙区安全监管局召集双方当事人进行了协调，要求

案例八 广州市南沙区某药品有限公司劳动者职业病诊断纠纷信访投诉

药品公司做好张某的思想安抚工作。

2015年3月24日,广州市职业病诊断鉴定委员会办公室出具鉴定结论,认为张某"不能诊断为职业性慢性苯中毒"。信访人张某对第一次鉴定结果不服,按照国家规定向广东省职业病诊断鉴定委员会办公室申请再鉴定。2015年8月20日,广东省职业病诊断鉴定委员会办公室鉴定结论为"不能诊断为职业性慢性苯中毒",维持了第一次鉴定结果。2015年9月16日,张某不服广东省职业病诊断鉴定委员会的鉴定结果,主观地认为鉴定结论不科学,诊断鉴定机构与药品公司互相勾结,故意修改诊断数据,于是通过信件方式写信给国务院总理,总理办公室批注要求"对此事进行全面调查,还信访人公道",将信件转交国家信访局督办。2015年10月11日,南沙区安全监管局收到国家信访局转来的张某信访投诉案转办件。

2015年10月12日,南沙区安全监管局经研究,受理该信访案件,并向信访人签发受理告知书。考虑到本信访案的复杂性,2015年10月20日,南沙区安全监管局向信访人送达了信访案件延期告知书。2015年10月28日,南沙区安全监管局将张某信访问题通过电话方式,向广州市安全监管局职业健康业务处室进行了报告。秉承对企业、对劳动者高度负责的态度,2015年10月30日和2015年11月6日,广州市安全监管局职业健康业务处主要负责人带相关执法人员先后两次前往药品公司进行实地察看和询问调查。广州市安全监管局根据案件的具体情况,要求南沙区安全监管局协调广东省安全生产技术中心相关专家,对信访人工作的场所和岗位做进一步职业病危害因素的辨识和技术检测,并给予信访人一个客观公正的答复。

2015年11月19日,南沙区安全监管局发出《关于张某信访案件处理情况答复的函》,向张某反馈信访案件的进度情况和采取的工作措施,包括委托广东省安全生产技术中心对信访人原工作岗位接触的职业病危害因素进行监督监测，调查《药品公司工作场所职业病危害检测报告》中关于 U1174701 废液的苯含量的原始数据。因部分调查结果尚未出具报告书，请信访人耐心等待。

自 2015 年 11 月，南沙区安全监管局组织广东省安全生产技术中心的技术专家及南沙区工会、药品公司的负责同志，在信访人本人亲自见证下，对信访人提出的诉求进行了全面调查和论证。执法办案人员查看了药品公司的工艺生产流程、防护用品发放、危害因素分析、管理档案等资料，并对信访人同岗位员工刘某、邓某进行了问话调查。组织开展了信访人进入药品公司工作前的职业病史的分析取证，调阅了与张某同岗位的劳动者职业健康检查报告。调阅了信访人于 2004 年入职后历年的职业健康检查报告，显示信访人本人白细胞数值围绕正常范围下限波动，而同岗位工人 2 名工人职业健康检查档案显示均无异常。

2015 年 12 月 4 日，广东省安全生产技术中心出具《药品公司检测与评价报告》，显示涉及苯的 3 个检测点的检测结果均低于最低检出限值。2016 年 1 月 26 日，南沙区安全监管局出具《关于张某信访案件处理情况答复的函》，书面回复了信访人。信访人收到信访答复函后，未再提出异议。

【答复要点】

1. 查明职业卫生技术服务机构存在检测工作失误。

某职业卫生技术服务机构在对 U1174701 废液进行技术检测过程中未检出苯（按面积归一化法计算）。但是，因某职业卫生技术服务机构工作人员工作失误，将检测报告中的数据表格排版错位，导致苯原为"未检出"的结果错误录入为 8.22%（写成了与上一行的四氢呋喃的同样的结果），并将该检测报告书发放给药品公司。后职业卫生某技术服务机构发现上述错误，立即对

案例八　广州市南沙区某药品有限公司劳动者职业病诊断纠纷信访投诉

检测结果进行审核修改，根据检测结果的原始数据，修改后检测报告中 U1174701 废液中苯含量为未检出，并于 2014 年 1 月 5 日将修改后的检测报告书出具给药品公司。

2. 查清药品公司在职业病诊断过程中存在申请失误。

2014 年 1 月下旬，在信访人进行职业病诊断申请过程中，因药品公司工作人员工作失误，错将修改前的检测报告书作为诊断资料递交给职业病诊断机构。

3. 明确信访人工作岗位职业病危害因素监督检测未检出苯。

南沙区安全监管局委托职业卫生技术服务机构对信访人原工作岗位接触的职业病危害因素进行监督监测，检测结果显示为未检出苯。

4. 详细表述信访人历年职业健康体检结果报告。

信访人到药品公司参加工作后，其历年职业健康体检结果报告中有显示白细胞计数，而且其岗前职业健康检查报告反映信访人入职药品公司前的白细胞计数已经出现偏低的情况（数值略）。

【焦点问题】

本案有两个焦点问题。

1. 如何处理同一编号的定期检测报告的前后数据不一致。

本案中，信访人的职业病诊断结果前后不一致，诊断时确定为"职业性慢性苯中毒"，而两次鉴定结果确定为"不能诊断为职业性慢性苯中毒"。这也是导致信访人反复信访的主要原因。信访人在得不到可信的答复时，为了自身的利益反复信访。尽管最终结论是正确的，但是反复信访的根源在于同一编号的定期检测报告的前后数据不相一致。前一份定期检测报告显示苯的浓度为 8.22%，而后一份定期检测报告显示苯的浓度为未检出。更为严重的是药品公司向职业病诊断机构提供资料时仍然是报送了前一份定期检测报告,而且提供诊断资料的时间在后一份定期检测报告落款时间之后。所以,信访人认为前后两份定期检测报告的数据差异太大,并且诊断结果与鉴定结果完全相反,导致心理落差巨大,一时不能接受,主观地认为广东省、广州市职业病诊断鉴定机构有可能是与用人单位进行"勾结或弄虚作假",恶意更改相关数据。在这种复杂矛盾情况下,南沙区安全监管局决定委托第三方权威机构即具有甲级资质的广东省安全生产技术中心,在信访人的见证下,实施政府监督监测,确保了信访人工作岗位职业病危害因素浓度的客观性和真实性,最终取得信访人对检测数据的认同。也就是当一个同一编号的定期检测报告的前后数据不一致时,必须有另一个更加权威的政府监督监测数据来排除数据矛盾,核对并确认最终的检测数据。

2. 如何看待岗前职业健康检查数据的重要作用。

我国的职业病防治工作方针是"预防为主,防治结合"。《中华人民共和国职业病防治法》第三十五条明确规定,用人单位不得安排未经上岗前职业健康检查的劳动者从事接触职业病危害的作业。因此,进行上岗前的职业健康检查是职业病防治法赋予用人单位的一项强制性法律义务,其重要性在于及时发现职业禁忌证,以此评价劳动者是否适合从事该工种作业,是评价劳动者与其从事的工作是否相适应的数据指标和重要监护措施。很多用人单位的误区是,认为在岗期间对劳动者进行职业健康检查即可,没有必要进行上岗前的职业健康检查,这是错误的。

本案中,张某的白细胞的数值已经出现多年偏低,造成这种身体损害的初始原因和时间节点就成为本案的核心问题。调查发现,张某入职药品公司时,即在9年前,该公司安排其进行了上岗前的职业健康检查,当时的白细胞数值已经出现偏低。调查还发现,张某在进入药品公司前,在两家使用危险化学品从事生产经营的用人单位工作过,但是未能提供相关职业健康检查的证据资料。可以说，正是药品公司坚定不移地履行职业病防治主体责任，严格按照法律的规定组织每一个劳动者进行上岗前的职业健康检查，才有这次信访案件得到妥善处置的"依法有据"和"管理先机"，促使信访人对自己的身体健康状况有了清晰的认识，确定了信访人目前的身体状况与在药品公司的工作场所职业病危害无必然联系。因此，用人单位在招用从事接触职业病危害因素的作业岗位的人员之前，必须依法对所招用的劳动者进行上岗前的职业健康检查，这既是对劳动者负责，也是对用人单位自己负责，以避免上岗后在职业病诊断方面产生不必要的矛盾纠纷。

【办案启示】

本案的妥善、有效处置主要有三点启示。

1. 全面客观公正的现场调查是解决信访难题的基本途径。

药品公司是一家外资企业，该公司主要从事生产、加工烟酰胺及其他相关产品，生产、加工活性医药物成分工作。通过现场调查该公司历年工作场所职业病危害检测报告，结果显示其职业病危害因素有甲苯、四氢呋喃、二氯甲烷、乙酸甲酯、乙酸乙酯及其他有机物。该公司按照《中华人民共和国职业病防治法》的规定，积极主动开展了建设项目职业病防护措施"三同时"工作，建立了职业病防治管理规章制度、劳动者个人职业健康监护档案，并向员工配备了符合国家防护标准的个人职病防护用品，依法组织开展职业病危害防护相关教育培训。在日常防护工作中，该公司每年均有按规定开展工作场所职业病危害定期检测及劳动者职业健康检查工作。本案中，作为安全监管部门，广州市安全监管局、南沙区安全监管局秉承对企业负责、对劳动者负责的态度，以全面收集证据为目标导向，组织职业卫生技术服务机构实施了政府监督监测，并邀请工会组织、企业管理代表、信访人全程参与见证检测抽样工作，确保现场调查活动做到公平公正公开，做到不偏不倚。

2. 及时沟通协调化解，是解决信访难题的重要环节。

信访人张某在信访过程中想法复杂、多变，多次提出不同的利益诉求，难以满足全部。安全监管部门执法办案人员在调查中能做到随时跟进，主动沟通，积极给信访人做思想工作，稳定其情绪，加强与用人单位的协调，在此期间给信访人进行调岗，为其治疗疾病提供方便，从生活上多关心，打消其思想上的顾虑，引导信访人通过正常途径解决核心诉求问题。

3. 坚持严、细、实工作作风，是解决信访难题的根本保证。

本案中，不管是核实张某的职业史和个人职业健康检查结果，还是核查前期职业卫生技术服务机构提供的前后两份定期检测报告出现的错误问题，安全监管执法人员都严格按照"以事实为根据，以法律为准绳"的诉讼规则，做到严格依法、科学细致、实事求是。通过查找信访人9年前职业健康监护的合法证据，通过政府监督监测重新评估定期检测报告，力求在执法办案过程中不出现低级的错误，一定要拿出让信访人或者劳动者信得过的证据和依据。同时，在《信访条例》规定的时限内加大工作力度，聘请职业卫生专家提供咨询论证，切实提升信访工作效率，依法依规、实事求是地书面答复信访人。

【专家点评】

近年来，随着劳动者健康意识和维权意识的不断提高，在生产作业过程中受到健康损害的劳动者到安全监管部门进行信访投诉的现象越来越多。接到投诉后，安全监管部门以高度的责任心依法处置，实行领导包案、专人专案、限期解决等措施来分类化解各类矛盾纠纷，特别是将重复上访作为重中之重，集中时间、集中力量进行妥善处理，取得较好的效果。信访人的治疗、赔偿、医疗保障权益涉及多个部门,加上用人单位历史遗留欠账问题、部分信访人还存在利益诉求过高多变等情况,都会给安全监管部门的处置造成较大困难。

在信访办案过程中,除了依法委托职业卫生技术服务机构对被投诉企业进行监督监测、督促企业落实主体责任、对违法违规行为依法处置外,对确诊为职业病的案件,安全监管部门还应对存在相同职业病危害的用人单位进行风险排查,举一反三,防止类似职业病危害事故的再次发生。从人道主义角度,信访执法办案部门应积极协调所在企业给予当事人适当经济补助,并联系所在地民政、卫生、人力资源等部门协助其解决工作、生活和治疗等方面存在的困难,给予信访人在工作和生活方面尽可能的关心和帮助,必要时还可定期进行信访回访。不管职业健康信访工作如何复杂,信访执法办案部门都应坚持依法依规、尊重科学、实事求是的原则,善于营造"依法畅通有序高效"的信访办案氛围,为信访人提供互递善意、平等协调的沟通平台,有效维护信访人的合法权益。"信访工作是送上门来的群众路线工作。"安全监管部门要科学把握职业健康信访案件的规律与特点,并以此进一步强化和督促落实用人单位职业病防治主体责任,有效提高劳动者职业安全健康防护意识和技能,不断促进用人单位的职业卫生管理工作走上法治安全健康的道路。

(广东省职业病防治院　李旭东)

【疾病链接】——职业性慢性苯中毒

(1) 概述。苯属芳香烃类化合物,为有特殊芳香气味的油状液体。常温下极易挥发,沸点为 80.1 ℃,蒸气的相对密度为 2.77。微溶于水,易溶于乙醇、乙醚及丙酮等有机溶剂。

(2) 接触机会与接触限值。苯的使用很广泛,主要用作化工原料、溶剂和稀释剂。接触机会主要有:①煤焦油分馏或石油裂解生产苯及其同系物甲苯、二甲苯。②苯用作化工原料，如生产酚、硝基苯、香料、药物、合成纤维、塑料、染料等。③在皮革、制鞋、箱包行业中用作稀释剂；在制药、橡胶加工、有机合成及印刷等工业中用作溶剂。④用于家庭装潢、家具、工艺品和玩具等行业。我国苯作业工作绝大多数接触苯及其同系物甲苯和二甲苯，属混苯作业。职业接触限值为：$PC-TWA$ 为 6 mg/m^3，$PC-STEL$ 为 10 mg/m^3。

（3）发病机制。苯主要经呼吸道和消化道进入体内，吸收快，吸收率分别约为 50% 和 90%。苯经皮肤吸收量少（约为 0.05%）。慢性苯中毒的发病机理尚未阐明，主要有以下观点：①酚类代谢物对骨髓造血细胞直接毒作用。②破坏骨髓"微环境"。③自由基的损害作用。④动物实验中观察到苯代谢物还可与 DNA 共价结合，组织中形成的 DNA 化合物也可抑制 DNA 和 RNA 合成。

（4）临床表现。慢性苯中毒以造血系统损害为主要表现，个体对苯的易感性可有很大的差异，女性甚于男性，儿童甚于成人。以外周血白细胞数减少最常见，主要为中性粒细胞减少。除了数量变化，中性粒细胞中出现中毒颗粒或空泡，提示有退行性病变。血小板亦可出现降低。贫血较少出现。严重病例出现全血细胞减少、再生障碍性贫血。也有可能出现骨髓增生异常综合征以及白血病。骨髓象检查约 1/2 为增生正常或大致正常，约 1/3 为增生不良。骨髓中粒细胞系列可见中毒颗粒、空泡、核质疏松、核浆发育不平衡等。另外，还有神经系统损害和其他系统损害。

（5）诊断。根据较长期密切接触苯的职业史和以造血系统损害为主的临床表现，结合实验室检测指标和现场职业卫生学调查，排除其他原因引起的血象、骨髓象改变，按照《职业性苯中毒的诊断》（GBZ 68—2013）进行诊断。

（6）治疗及处理。慢性苯中毒者均应调离苯及其他有毒物质作业岗位。对慢性苯中毒尚无特效解毒药，治疗需根据其所致血液疾病给予相应处理。

案例九　广州市从化区某饰品有限公司劳动者职业病诊断纠纷信访投诉

【案例背景】

广州市从化区某饰品有限公司（下称"饰品公司"）是一家外商独资有限责任公司，注册资本为300万美元，于1999年12月30日成立，经营范围是橡胶和塑料制品业。2016年12月8日，全部转让变卖资产并停止营业，将部分管理层调往同一法定代表人且工艺相似度较高的广州市某橡胶制品有限公司（下称"橡胶公司"）任职，其余劳动者依法解除劳动合同后予以遣散。

宋某，女，非广州市户籍，于2000年5月入职饰品公司。2000年5月至2001年12月，为注塑车间工人。2002年3月至2012年7月，为喷涂车间工人。2012年8月至2016年12月为烫金印刷车间工人。2016年12月14日，宋某在从化区疾病预防控制中心进行离岗时职业健康检查，发现尿常规和血常规的部分指标异常。2017年1月3日，经广州市职业病防治院全面检查，发现尿汞超标，被确定为"慢性汞中毒"。2017年1月13日，宋某怀疑是由于公司工作环境存在职业病危害因素引发的职业性化学中毒，于是向从化区安全监管局信访投诉，要求进行职业病诊断。因饰品公司所有的物料机台变卖后只剩空厂房，在信访处置过程中，无法还原饰品公司的喷涂印刷烫金工作现场进行职业病

案例九　广州市从化区某饰品有限公司劳动者职业病诊断纠纷信访投诉

危害因素的技术检测。

宋某自诉，其于2000年5月进入饰品公司，负责注塑操作高温机台，使用材料为亚克力料、ABS料。2002年，转到手工喷涂高温烤箱作业，经常手喷各种UV油漆，常用去污水、酒精、天那水、脱油漆剂擦洗不良品粉盒。2012年，转到烫金印刷车间，操作烫金机台在260～400℃温度作用下将各色金箔银箔烫印在喷过多种油漆和真空电镀各色的粉盒瓶盖口红产品上面。自2013年，宋某经常出现牙龈红肿、肠胃炎、便秘，经某医科大学第五附属医院口腔科、中医科长期治疗仍反复发作，诊断为化学性口腔炎、肠胃炎。直到2016年，活检了脸颊部黏膜，发现糜烂脱落的扁平苔藓，才考虑到该病疑似与重金属刺激有关。

【案例回放】

2016年12月14日，宋某在从化区疾病预防控制中心进行离岗时职业健康检查，发现尿常规和血常规的部分指标异常，随后遵循医嘱到专业医院进行检查。2016年12月15日，宋某到广州市职业病防治院进行全面检查，结果显示"尿汞指数异常"，建议查明原因。2017年1月3日，宋某第一次入住广州市职业病防治院，于2017年2月8日出院，被确诊为慢性汞中毒。2017年2月9日，第二次入住广州市职业病防治院，于2017年2月23日出院，同样被确诊为慢性汞中毒。

2017年1月13日，宋某的丈夫怀疑疾病是由于饰品公司工作场所存在职业病危害因素引发的职业性化学中毒，于是，向从化区安全监管局信访投诉，要求进行职业病诊断。2017年1月19日，从化区安全监管局指派办案人员到饰品公司厂区进行实地调查，发现该公司已"人去楼空"，并拍摄了照片以及告知宋某。2017年1月20日和2017年1月23日，从化区安全监管局联合属地镇安监中队分别约谈宋某丈夫和饰品公司负责人,并制作《询问笔录》。2017年2月7日,从化区安全监管局召集饰品公司代表、橡胶公司代表、镇安监中队和信访人及其家属召开协调会,各方一致同意配合广州市职业病防治院做好宋某职业病诊断申请、诊疗工作,并制作《会议纪要》。

2017年2月25日,宋某向广州市职业病防治院职业病诊断办公室提交职业病诊断申请资料。2017年3月30日,宋某致电从化区安全监管局,诉称饰品公司不配合其进行职业病诊断。2017年4月7日,从化区安全监管局再次召集各方当事人召开协调会,并研究提出处理建议。2017年4月18日,饰品公司到广州市职业病防治院诊断办递交诊断所需资料。由于饰品公司递交的诊断材料与宋某的工作场所无关,导致广州市职业病防治院诊断办没有接收资料。

2017年5月11日,从化区安全监管局第三次召集各方当事人召开调查会议,对宋某的职业史进行会议调查,并制作《会议纪要》。2017年5月26日,从化区安全监管局约见宋某,并就其工作岗位、工作时间、工作环境、病情和诊断情况等进行调查,并制作《询问笔录》。2017年5月27日,广州市职业病防治院就宋某职业史等问题,致函从化区安全监管局,请求协助开展职业病诊断现场调查工作,按照规定时限对"劳动者对用人单位提供的工作场所职业危害因素检测结果等资料有异议"作出判定。2017年6月28日,从化区安全监管局依照《中华人民共和国职业病防治法》第四十八条的规定,经现场调查后,函复广州市职业病防治院。

2017年7月11日,根据广州市职业病防治院诊断办的建议,从化区安全监管局带领宋某到橡胶公司进行实地勘察,核查了橡胶公司的印刷和烫金车间,并调取了生产原辅料的说明书以及两家公司部分同工种员工的职业健康检查资料。2017年8月22日,

案例九 广州市从化区某饰品有限公司劳动者职业病诊断纠纷信访投诉

从化区安全监管局到橡胶公司补充调查，同时约见宋某，就个人生活习惯等情况进行询问调查，排除"生活原因导致汞中毒"。2017年8月29日，根据广州市职业病防治院的建议，从化区安全监管局带领宋某对橡胶公司的烫金和印刷车间进行突击检查，重点是检查车间工作环境，用作行业参考。

2017年9月4日，从化区安全监管局致函从化区市场和质量监督管理局，建议暂缓注销饰品公司的营业执照。2017年9月5日，从化区安全监管局到广州市职业病防治院第二次递交调查材料。2017年9月7日，从化区安全监管局接广州12345政府服务热线转办函，被要求在2017年10月9日前上报处理结果。2017年9月15日，从化区安全监管局聘请广州市安全生产专家库职业卫生组专家对调查和收集的资料进行审阅。

2017年9月8日，宋某向广州市安全监管局信访投诉饰品公司职业卫生违法，其申请职业性汞中毒诊断未果。广州市安全监管局依法受理后指派执法办案人员，带领职业卫生专家对饰品公司和橡胶公司进行了现场检查。2017年10月16日，广州市安全监管局委托广东省安全生产技术中心，在信访人见证下对白云区两家类比用人单位进行监督监测。2017年10月17日，广州市安全监管局委托广东省安全生产技术中心在信访人见证下对橡胶公司进行监督监测，检测其工作场所空气中是否存在汞及其他混合物。2017年10月18日，经广州市安全监管局协调，橡胶公司主要负责人同意为宋某办理网上挂号并于2017年10月19日办理某大学附属第三医院入院手续。2017年10月19日至2017年12月21日，宋某在某大学附属第三医院住院治疗。

2017年11月16日，广州市安全监管局再次委托广东省安全生产技术中心对饰品公司和橡胶公司的印刷车间岗位进行监督监测。2017年12月6日，广东省安全技术中心出具的检测报告显示，橡胶公司的印刷车间岗位检测出汞及其化合物。

2017年12月12日，广州市安全监管局就信访人关心的问题出具信访答复书，书面答复信访人。此前经过双方协调，饰品公司同意凭就医报销凭证给予宋某报销2017年1月住院后产生的自费诊治费用。2017年12月19日，宋某经广州市职业病防治院诊断为职业性慢性汞中毒。2018年4月11日，因饰品公司不服诊断结果提出鉴定申请，经广州市职业病诊断鉴定委员会鉴定为职业性慢性轻度汞中毒。最终，饰品公司放弃了职业病再鉴定申请，也放弃了通过司法途径起诉职业病诊断鉴定委员会作出的鉴定结论。2018年4月26日，宋某被广州市从化区人力资源和社会保障局认定为工伤。

【答复要点】

1. 关于信访人工作单位涉汞危害问题的调查结果。

据调查，饰品公司成立于1999年12月，为外商独资企业，主要经营橡胶和塑料制品。2016年12月，饰品公司将厂房和部分设备转卖给广州某日用品有限公司，并将部分管理人员调往橡胶公司，其他员工按照公司赔偿办法进行了遣散。新成立的广州某日用品公司主要经营其他制造业，不再延续饰品公司的工艺，并对厂房进行了重新装修。信访人于2000年5月入职饰品公司，主要在注塑、喷涂、印刷、烫金等工作岗位工作，在该企业遣散的通知名单中有信访人的签名记录。

饰品公司提供的2016年5月19日《年度检测报告》（编号：ZJJC201603018）及2016年7月《职业病危害现状评价报告书》（编号：ZJXP201603018）显示：在对注塑、喷涂、烫印车间的职业病危害检测评价中并没有关于职业病危害因素"汞"的辨识和检测数据。

2. 关于关联企业涉汞危害问题的调查结果。

据调查显示，与饰品公司的关联度较高的单位为橡胶公司。

橡胶公司位于从化经济开发区，成立于1994年1月，公司主要负责人与饰品公司的主要负责人同为一人——黄某，经营范围为橡胶和塑料制品，其与饰品公司有相同工艺的烫金车间、印刷车间。

2017年10月17日，广州市安全监管局执法人员带领技术服务机构广东省安全生产技术中心前往橡胶公司，对其烫金车间与注塑车间进行了监督监测，检测项目主要是工作场所空气中是否存在汞及其化合物。本次检测结果显示在橡胶公司的烫金车间与注塑车间未检测出汞及其化合物。2017年11月17日，广州市安全监管局委托广东省安全生产技术中心再次对橡胶公司的印刷车间和饰品公司的生产车间（该生产车间已经过装修改造）进行监督监测。广东省安全生产技术中心出具的《检测报告》（任务编号GTCWS-ZYWH-20170173）显示，在橡胶公司的印刷车间P39烤箱出口检测出汞及其无机化合物的浓度为0.004 5 mg/m³，该浓度符合职业接触限值标准；在饰品公司变卖前的生产车间的上下料作业区、第一喷室作业位、第二喷室作业位共3个岗位点未检测出汞及其化合物。

3. 关于能否按照《中华人民共和国职业病防治法》第四十八条规定确定信访人的疾病为慢性汞中毒职业病的问题。

鉴于饰品公司的员工解散和厂房原址已重新装修，已经无法还原工作场所，而且，饰品公司在解散前也没有识别并将汞及其无机化合物列为工作场所定期检测的职业病危害因素。而在类比企业橡胶公司的印刷车间P39烤箱出口检测出汞及其无机化合物的浓度为0.004 5 mg/m³。因此，广州市安全监管局的调查结论为：至目前为止，没有充分的证据足以否定饰品公司的职业病危害因素即汞及其无机化合物与信访人的疾病临床表现之间的必然联系。请信访人按照《中华人民共和国职业病防治法》第四十六条、第四十八条的规定，依法向职业病诊断机构主张权利。

4. 关于信访人要求入院治疗头痛、失眠、焦虑的问题。

经广州市安全监管局协调橡胶公司的主要负责人同意，2017年10月18日，橡胶公司为信访人办理网上挂号。2017年10月19日，办理了到中山大学附属第三医院诊疗的入院手续。2017年10月24日，将信访人从医院走廊住院调整到304房12床。请信访人遵照诊治医生的安排和建议，积极配合治疗，争取早日康复出院。

5. 关于用人单位为信访人报销部分个人就医费用的问题。

经过协调，橡胶公司已答应给予信访人报销自2017年1月住院后产生的自费门诊费用，同时在信访人整理并提交其本人在2017年1月住院之前的就医报销凭证后，可由橡胶公司转交饰品公司的财务人员进行治疗费用报销操作。

【焦点问题】

本案有三个焦点问题。

1. 职业病诊断鉴定是否属于可诉的行政行为。

探讨职业病诊断鉴定是否属于可诉的行政行为，一种意见认为，职业病诊断鉴定属于可诉的行政行为，理由首先是法律没有明确规定职业病诊断鉴定不可以提出诉讼，其次是职业病诊断鉴定委员会的组成由市级以上地方人民政府卫生行政部门决定，属于卫生行政部门常设办事机构，所作出的诊断鉴定行为应理解为替代卫生行政部门行使行政权力的行为。另一种意见认为，职业病诊断鉴定不属于可诉的行政行为，理由首先是职业病诊断鉴定是一种技术行为，非具体行政行为，其次是职业病诊断鉴定委员会是法定的独立主体，在履行鉴定职责过程中严格按照法律规定的程序进行，而卫生行政部门只具有法律上的组织、监督职能。编者认为，职业病诊断鉴定不属于可诉的行政行为，应从职业病诊断鉴定主体和行为性质等方面来综合考量。

案例九 广州市从化区某饰品有限公司劳动者职业病诊断纠纷信访投诉

从职业病诊断鉴定的主体来看。《中华人民共和国职业病防治法》第五十三条规定"职业病诊断鉴定委员会由相关专业的专家组成。省、自治区、直辖市人民政府卫生行政部门应当设立相关的专家库,需要对职业病争议作出诊断鉴定时,由当事人或者当事人委托有关卫生行政部门从专家库中以随机抽取的方式确定参加诊断鉴定委员会的专家。职业病诊断鉴定委员会应当按照国务院卫生行政部门颁布的职业病诊断标准和职业病诊断、鉴定办法进行职业病诊断鉴定,向当事人出具职业病诊断鉴定书";《职业病诊断与鉴定管理办法》(卫生部令第91号)第三十九条规定"省级卫生行政部门应当设立职业病诊断鉴定专家库",第四十一条规定"参加职业病鉴定的专家,应当由申请鉴定的当事人或者当事人委托的职业病鉴定办事机构从专家库中按照专业类别以随机抽取的方式确定。抽取的专家组成职业病鉴定专家组"。由此可见,职业病诊断鉴定的法定主体是职业病诊断鉴定委员会,该委员会是根据申请鉴定的当事人的委托从专家库中随机抽取组成的非常设机构,以专家组的名义独立进行鉴定并出具鉴定意见,鉴定结论由诊断鉴定委员会负责。虽然专家库由省级卫生行政部门设立,但是,鉴定活动排斥行政权力的干涉,卫生行政主管部门不能直接干扰职业病诊断鉴定委员会的鉴定工作,也无须对职业病鉴定委员会的鉴定行为承担法律责任。

从职业病诊断鉴定行为的性质来看。《职业病诊断与鉴定管理办法》(卫生部令第91号)第四十一条规定"参加职业病鉴定的专家,应当由申请鉴定的当事人或者当事人委托的职业病鉴定办事机构从专家库中按照专业类别以随机抽取的方式确定。抽取的专家组成职业病鉴定专家组",第四十七条规定"专家组应当认真审阅鉴定材料,依照有关规定和职业病诊断标准,经充分合议后,根据专业知识独立进行鉴定。在事实清楚的基础上,进行综合分析,作出鉴定结论,并制作鉴定书。鉴定结论应当经专家组三分之二以上成员通过",第四十八条第二款规定:"鉴定书加盖职业病诊断鉴定委员会印章"。据此,职业病诊断鉴定活动是由临时组成的专家组遵循客观、公正的原则,依据有关规定和职业病诊断标准,结合职业病危害接触史、工作场所职业病危害因素检测与评价、临床表现和医学检查结果等资料,根据专门知识、专业技能,进行综合分析和判断是否确定为职业病的行为,是一种以医学科学为基础的专业技术活动。职业病诊断鉴定具有独立性、专业性,不具有"在行政管理活动中行使行政职权"的行政行为特性,不属于行政行为。省级卫生行政部门在此过程中,仅起到对鉴定机构和鉴定人员实行批准或资质管理等作用,包括确定专家、组织开展工作等,该组织、管理行为不应当理解为对鉴定结论产生实质影响。

从职业病诊断鉴定结论是否可诉来看。《中华人民共和国职业病防治法》第五十二条规定:"当事人对职业病诊断有异议的,可以向作出诊断的医疗卫生机构所在地地方人民政府卫生行政部门申请鉴定。职业病诊断争议由设区的市级以上地方人民政府卫生行政部门根据当事人的申请,组织职业病诊断鉴定委员会进行鉴定。当事人对设区的市级职业病诊断鉴定委员会的鉴定结论不服的,可以向省、自治区、直辖市人民政府卫生行政部门申请再鉴定。"《职业病诊断与鉴定管理办法》(卫生部令第91号)第三十六条第四款规定:"职业病鉴定实行两级鉴定制,省级职业病鉴定结论为最终鉴定。"目前,最高人民法院对职业病鉴定结论是否可诉并没有作出明确的司法解释,而在与职业病诊断鉴定结论的性质、程序、人员、专业性程度等方面具有较高的相似性的医疗事故鉴定结论是否可诉的问题上,则有明确的司法解释。《最高人民法院关于对医疗事故争议案件人民法院应否受理的复函》答复称:"医疗事故技术鉴定委员会所做的医疗事故鉴定结论,系卫生行政部门认定和处理医疗事故的依据。病员及其

案例九 广州市从化区某饰品有限公司劳动者职业病诊断纠纷信访投诉

亲属如果对医疗事故鉴定结论有异议,可以向上一级医疗事故技术鉴定委员会申请重新鉴定,如因对鉴定结论有异议向人民法院起诉的,人民法院不予受理。"此复函虽然只是一件个案答复,但体现了最高人民法院对医疗事故鉴定结论的裁判尺度。

2. 在实践中如何确定办公区域是否需要配备劳动防护用品。

在实践中,有的用人单位的生产作业区域与行政办公楼处在同一座建筑物内,如工程防护措施不当则容易引起两个区域职业病危害因素的交叉污染。而有的用人单位的生产作业区域虽然与行政办公楼不处在同一座建筑物内,但是由于职业卫生防护距离不足,也容易引起职业病危害因素相互污染。在这种情况下,如何辨识和控制行政办公楼的职业病危害风险,已经成为用人单位必须面对的一个重大问题。需要明确的是行政办公楼的功能性质,依据《工业企业设计卫生标准》(GBZ 1—2010)中第5.2.1.3条的规定,用人单位行政办公区域属于非生产区,但是属于法定意义的工作场所。

为了防止行政办公区域可能出现的职业病危害风险,用人单位应遵守《工业企业设计卫生标准》(GBZ 1—2010)关于生产车间的布局规定,严格执行有毒有害作业与无毒无害作业分开、有毒物品工作场所与生活场所分开、高毒作业场所与其他作业场所有效隔离的规定。确定行政办公区域是否存在职业病危害风险的通常做法,是由用人单位委托具备相应资质的职业卫生技术服务机构进行法定检测(定期检测或评价检测),客观识别行政办公区是否存在职业病危害因素。如果识别到行政办公区存在有毒有害的职业病危害因素,那么接下来必须考虑的问题就是,应查找有毒有害的职业病危害因素的来源,并且依据职业卫生标准要求,对行政办公区域进行工程措施方面的整改,直至行政办公区域未检出有毒有害的职业病危害因素。在工程措施整改未能落实之前,处在行政办公区域的劳动者是否需配备劳动防护用品,应

· 127 ·

依据《用人单位劳动防护用品管理规范》（安监总厅安健〔2018〕3号）第十一条关于"用人单位选择劳动防护用品应遵循识别、评价、选择的程序"的规定，以及《用人单位防护用品管理规范》（安监总厅安健〔2018〕3号）的附件1《劳动防护用品选择程序》，需要对有毒有害的职业病危害因素对人体造成伤害及其危害程度进行评价判断。评价判断的常规做法，是用人单位必须委托医疗卫生机构对行政办公区域的劳动者进行职业健康应急检查，若经职业健康应急检查后未发现与有毒有害的职业病危害因素所导致的相关职业健康问题，即可确定行政办公区域的工作人员无须佩戴个体劳动防护用品。

3. 在职业病鉴定或者再鉴定过程中能否依照《中华人民共和国职业病防治法》第七十七条的规定对用人单位作出行政处罚。

《中华人民共和国职业病防治法》第七十七条明确规定："用人单位违反本法规定，已经对劳动者生命健康造成严重损害的，由安全生产监督管理部门责令停止产生职业病危害的作业，或者提请有关人民政府按照国务院规定的权限责令关闭，并处十万元以上五十万元以下的罚款。"也就是说，适用本条规定实施行政处罚的前提条件有两个，一个是用人单位发生了职业病，二是这个职业病已经对劳动者生命健康造成严重损害。

如果一个用人单位发生了职业性白血病或者其他职业性肿瘤，劳动者已收到职业病诊断证明书，这是否已表明这个职业病已经对劳动者生命健康造成严重损害？编者认为暂时不能确定。因为用人单位在法定时限内仍有提出职业病鉴定或者再鉴定的可能，只要这种"可能"没有消除，那么，就不能确定这个职业病已经对劳动者生命健康造成严重损害。因此，安全监管部门就不能先于用人单位提出鉴定或者再鉴定申请时省、市职业病诊断鉴定办公室未作出职业病鉴定或者再鉴定结论前作出行政处罚决定。因为先于鉴定或者再鉴定结论出具前作出行政处罚决定,属于减损用人单位(鉴定或者再鉴定申请人)的法定权利,具体行政行为明显不当。根据《中华人民共和国行政复议法》第二十八条第一款第(三)项的规定,依法应撤销安全监管部门作出的《行政处罚决定书》。

【办案启示】

本案的妥善有效处置主要有三点启示。

1. 高度的政治自觉是做好信访工作的前提。

党的十九大报告指出,全党必须牢记,为什么人的问题,是检验一个政党、一个政权性质的试金石。我们要坚持把人民群众的小事当作自己的大事,从人民群众关心的事情做起,从让人民群众满意的事情做起,带领人民不断创造美好生活。习近平总书记在党的十九大报告中告诫我们,要"树立安全发展理念,弘扬生命至上、安全第一的思想""没有全民健康,就没有全面小康"。这说明党中央、习近平总书记高度重视安全生产和职业健康工作,发展绝对不能以牺牲人的生命健康为代价,不越红线,不踩雷区。生命大于天,安全责任重于泰山。要做好职业健康信访工作,必须在思想上、行动上与以习近平同志为核心的党中央保持高度一致,以对党和国家高度负责、对人民群众生命财产安全高度负责的精神,充分认识做好信访工作的极端重要性。对信访投诉涉及的违法违规企业,决不能做"两面人",一定要公正无私,严格执法,决不能搞"两面派",决不能为了一点蝇头小利,帮无良老板"站台",而损害劳动者的安全健康合法权益。

每一个劳动者生命安全都是一个家庭的牵挂,生命健康的失去,必然给所涉及的家庭蒙上沉重的阴影和带来较重的经济负担。作为一名职业健康监管执法人员,我们要做好群众信访工作,要深入贯彻习近平总书记的重要讲话精神,坚持"安全第一,预防为主,综合治理"的方针,提高政治站位,坚持以人民为中心的思想,一切从人民的角度出发,勇于担当,敢于担责,不忘初心,砥砺前行,切实履行监管执法责任,"不唯官,只唯民",应坚持责任信访、阳光信访、法治信访,把党的群众路线贯穿信访工作的全过程,切实把信访工作纳入法治化、规范化、信息化的轨道,以法治方式和法治思维解决信访涉及的矛盾和问题。

2. 过硬的业务素质能力是做好信访工作的基础。

党的十九大报告指出要全面增强执政本领,八项本领的其中一项就是增强驾驭风险本领,健全各方面风险防控机制,善于处理各种复杂矛盾,勇于战胜前进道路上的各种艰难险阻,牢牢把握工作主动权。信访工作的主要对象是基层群众,处理的是矛盾风险,面对的是一些"挠头事"、麻烦事,解决起来费心劳神。而且涉及职业健康方面的信访工作有其特殊性,政策性、法律性、技术性、专业性比较强,不仅要求信访办案人员有较强的事业心和责任感,更要有敢于碰硬、不怕得罪人的勇气。不仅要具有运用政策和法律处理重要信访问题的能力,而且还要具有及时化解矛盾和独立办理信访案件的能力。信访办案人员不仅要熟练掌握职业健康法律法规标准规范,具备正确应用职业病防治的专业知识和能力,而且要全面系统掌握用人单位在职业健康基础管理、源头控制、现场防护、应急救援等各项主体责任清单及其到位标准。只有具备这样的能力素质,才能指导、督促企业全面、有效落实职业病防治主体责任。因此,信访办案人员如果没有"压责任、敢担当、钉钉子"的奉献精神和过硬本领,是不可能做好信访工作的。

3. 妥善处理核心诉求是做好信访工作的根本。

信访工作既是实现法治的重要方式,又是解决群众合理合法诉求的重要途径。信访矛盾一天不消除,社会就不可能安定;诉

案例九 广州市从化区某饰品有限公司劳动者职业病诊断纠纷信访投诉

求问题一天不解决,群众就不会息诉罢访。做好信访工作要坚持以信访人合理合法的利益诉求为核心,以紧盯源头治理为问题导向,综合运用法律、政策、经济、行政等手段和教育、调解、疏导等办法,对排查发现的信访问题,逐一落实化解责任。努力把问题解决在初始阶段,把矛盾化解在萌芽状态。加强和改进新时期信访工作,就是要主动适应新时代新形势新任务,推动依法及时就地解决群众合理合法诉求,维护好群众合法权益,维护好社会公平正义,维护好社会和谐稳定。

在实践中,信访人的利益诉求有时会复杂多变,作为信访办案人员要以询问记录文书为基础,精准固定信访人的合理合法利益诉求,尽最大可能维护客观、公平的利益共享秩序,防止诉求主体意愿和请求的主观随意性。在本案中,信访人的核心诉求是投诉饰品公司未积极配合职业病诊断工作。这个诉求属于合理合法的诉求,安全监管部门依法律、按政策进行了处理,对企业进行了执法检查并依法进行了行政处罚,同时责令企业积极配合职业病诊断工作。此外,针对信访人的实际困难,运用好司法救助、信访救助、行政救济等制度,通过企业工会捐款等方式,解决了信访人短期内治疗、生活的实际困难,解决法律之外、情理之中的问题。通过这种人文关怀可以有效化解了信访人的对立情绪,促进信访矛盾纠纷的顺利、平稳、有序解决。

【专家点评】

做好群众信访工作,应提高政治站位,深入贯彻习近平总书记的重要讲话精神,坚持以人民为中心的发展思想,坚持责任信访、阳光信访、法治信访,把党的群众路线贯穿信访工作的全过程,切实把信访工作纳入专业化、法治化、信息化的轨道,以法治思维强化源头治理,以法治方式解决矛盾和问题,以法治意识引导群众表达诉求,做到对法律、对事实、对历史负责。信访办案过程中要注意整合各类资源力量，实行一站式接待、一条龙办理、一揽子解决，方便群众反映诉求，努力把信访事项特别是初次来访问题解决在初始、化解在属地；要健全和落实信访工作主体责任制，加大对重大复杂信访问题的会商力度，加强能力建设，提升工作本领，不断推动安全生产监管系统信访工作的整体水平再上新的台阶。

（广东省安全生产科学技术研究院　陈清光）

【疾病链接】——职业性慢性汞中毒

（1）概述。汞俗称水银，常温下为银白色液态金属，相对原子质量为200.5，常温下即能汽化。汞散落后不易清除，汞蒸气还可被泥土、衣物等吸附，造成二次污染。汞不溶于水、有机溶剂、碱液，可溶于热硫酸、硝酸和脂类。

（2）接触机会与接触限值。汞矿开采与冶炼；汞能与多种金属形成汞齐，在冶金中用来提取和提纯金属。汞化合物在化工、电器、仪表、医药、冶金、军工和新技术领域均有重要用途，如温度计、气压表、回转器、测压仪、各种水银电池和原电池等；生活中毒常见于使用含汞中药偏方、含汞美白化妆品，或误服汞的化合物。职业接触限值为：$PC-TWA$ 为 0.02 mg/m^3，$PC-STEL$ 为 0.04 mg/m^3。

（3）发病机制。金属汞主要以蒸气形式经呼吸道进入体内，经完整皮肤及消化道吸收极少。汞化合物的主要吸收途径是消化道，溶解度较高者吸收率较高，如氯化汞。汞进入人体后，被氧化为二价汞离子。二价汞离子具高度亲电子性，易与巯基、羰基、羧基、羟基等结合，从而干扰其活性甚至使其失活。汞可导致细胞外液钙离子大量进入细胞内，引起"钙超载"，进而引发一系列效应，导致细胞损伤。汞与体内蛋白结合后可由半抗原成为抗原，引起变态反应，出现肾病综合征，高浓度的汞还可直接引起肾小球免疫损伤。

（4）临床表现。慢性汞中毒主要引起神经精神系统症状、口腔牙龈炎和肾功能损害，三大典型症状为易兴奋、震颤和口腔炎。初期表现常为神经衰弱综合征，如头昏、乏力、失眠、多梦、健忘、易激动、注意力不集中等，部分病例有心悸、多汗等自主神经系统紊乱现象。病情进一步发展则可出现性格情绪改变，如烦躁、易怒、多疑、焦虑、抑郁、疑病等。其中，易兴奋症状突出，严重的可出现精神障碍。震颤在慢性汞中毒的早期表现为手指、舌、眼睑的细小意向性震颤，进一步发展成前臂、上臂粗大震颤，也可伴有头部震颤和运动失调，也可出现震颤、步态失调、动作迟缓、痴呆等帕金森症候群。口腔牙龈炎不及急性中毒时明显和多见。部分患者可有肾脏损害。慢性中毒者尿汞可升高，也可以正常，与临床中毒症状无平行关系。

（5）诊断。根据确切的职业史及相应的临床表现与实验室检查结果，参考职业卫生学调查资料，进行综合分析，排除其他原因引起的类似疾病，依据《职业性汞中毒诊断标准》（GBZ 89—2007）进行诊断。

（6）治疗及处理。驱汞治疗主要应用巯基络合剂，常用二巯丙磺钠和二巯丁二钠。汞中毒所致各脏器损害的治疗原则与内科相同。

案例十　广州市白云区某交通技术工程有限公司职业病危害纠纷信访投诉

【案例背景】

广州市白云区某交通技术工程有限公司(下称"交通技术公司"),成立于2000年3月,注册资金200万元,是一家合资股份私营道路交通设施技术开发、研究和咨询服务的加工企业,三个股东按1∶2∶7的比例持股。主营业务为承接室内装饰设计、室内水电安装、制冷空调设备安装,生产交通标志版,道路交通标志线及标志版工程施工。公司员工约为40人,工作场所存在的职业病危害因素有:粉尘、锰及其无机化合物、电焊烟尘、噪声、电焊弧光和外出作业夏季露天作业属于高温作业等。

信访人刘某,54岁,非广州市户籍,无婚姻史。2017年4月下旬,刘某通过电话的方式向广东省安全监管局举报投诉,诉称其于2011年5月20日至10月在位于广州市白云区大浦的施工队从事道路斑马线铺设工作,因接触到不符合标准的施工材料,造成其在2011年11月发生了中风瘫痪的职业病。广东省安全监管局将信访案件移交广州市安全监管局依法查处。随后,广州市安全监管局会同白云区安全监管局依法对案件进行了调查处理,并按照规定时限进行了信访答复。

案例十 广州市白云区某交通技术工程有限公司职业病危害纠纷信访投诉

【案例回放】

2017年5月2日,白云区安全监管局的信访办案人员多次通过电话联络刘某了解核实相关情况,并对刘某的工作经历、发病情况等基本信息做了详细记录。据刘某自述:其发病前最后一次工作是2011年5月20日至2011年10月,在白云区大浦施工队从事道路斑马线画线工作,工作期间曾在清远市阳山高速、九龙镇地区道路上画斑马线,其他工作地点不清楚,对是否曾在白云区何地何路上画斑马线表述不清。根据刘某提供的大浦施工队负责人陈某(具体名字刘某不清楚)的联系方式,信访办案人员多次拨打陈某手机,但电话一直处于忙音中,无法接通。随后又打座机电话,一位女士接听了电话。该女士不愿透露姓名,一听说找陈某,就说打错了。

2017年5月4日,广州市安全监管局和白云区安全监管局组织联合调查组,赶赴佛山市刘某的住处进行调查了解。在佛山市属地安全监管局和村委会的协助下,调查人员面对面与刘某和其妹妹交谈,详细了解相关情况。刘某诉称其17岁开始工作,2007年,分别在广州、东莞做泥水工;2008年,在惠州市博罗县某纸袋厂做搬运工;2009年,在增城区正果镇某新材料厂做分拣工,2010年,在花都区某木门厂做搬运工;2011年5月20日,在交通技术公司做斑马线画线工,主要在广州、阳山、清远等地高速公路画斑马线;同年11月23日左右,主动离职。期间,公司没有对劳动者进行安全生产和职业卫生培训,没有向劳动者告知接触职业病危害因素,没有组织劳动者进行上岗前在岗期间和离岗时职业健康检查。刘某离职后在白云区新市南粤人才市场找工作时瘫倒在地,后被白云区第一人民医院诊断为脑出血和脑卒中,无法坐立,在白云区第一人民医院住院16天后回到佛山市高明区第一人民医院接受治疗,被诊断为脑出血和中风，主要症状为身体右侧瘫痪。住院 58 天，治疗后可坐起，目前在家中养病。

2015 年 5 月 4 日和 5 月 5 日，白云区安全监管局分别组织区、街两级执法人员就刘某于 2015 年 5 月 4 日提供的工作单位即交通技术公司大浦施工队及自然村所在地等相关情况，实地到所在自然村及相关区域内开展地毯式的核查。经过查阅自然村社近年的企业名册，并一一询问当地相关单位的负责人，均未查到刘某提供的用人单位名称和地址。2015 年 5 月 10 日，根据刘某提供的交通技术公司财务罗小姐、邓老板和同事王某的电话号码，白云区安全监管局逐个联系，最终发现罗小姐的电话号码是空号，邓老板的电话一直无法接通，王某的电话接听人是一名姓苏的女子，自称不认识王某。

2017 年 5 月 17 日，白云区安全监管局根据线索前往唐阁工业区附近片区进行全面核查，终于了解到交通技术公司的办公地址。经初步调查，暂未发现刘某曾在该公司工作的相关证明材料。交通技术公司出具书面证明，称据查实，2009 年 1 月至 2017 年 5 月，该公司没有聘用刘某的记录；声明任何无证据的言论和说法与该公司无关。

2017 年 5 月 25 日，广州市、白云区安全监管局联合调查组再次到交通技术公司进行调查核实，查看企业于 2011 年 5 月至 2011 年 11 月前后的相关资料，重点查阅了工资发放凭证、报税凭证等资料，询问部分当时在公司的在职员工，未发现刘某与交通技术公司存在劳务关系的直接证据。在深入调查核实过程中，执法办案人员针对检查发现的交通技术公司的职业卫生违法行为，当场发出责令整改指令书，责令其依法依规做好职业病危害项目申报、工作场所职业病危害因素定期检测、职业健康检查及职业卫生管理制度和档案建设等工作，并依法给予了 4 万元的行政处罚。白云区安全监管局根据交通技术公司的 2011 年 4 月至

案例十 广州市白云区某交通技术工程有限公司职业病危害纠纷信访投诉

2011年10月员工工资发放表上的员工名单,与刘某进行电话核实,刘某自诉认识员工名单表上的6名公司员工。

2017年5月31日,广州市、白云区安全监管局联合调查组再次到交通技术公司就刘某的劳动关系问题进行现场调查,对刘某所"认识"员工名单表上的6名公司员工的情况进行调查核实,发现这6名公司人员中有5名早已辞职,现已无法找回他们任何的联系方式,剩下1名公司人员为交通技术公司的厂长,其自诉不认识刘某,同时否认公司聘请过刘某。随后,调查人员询问了在该公司工龄相对较长的4名员工,当场制作了4份询问笔录,仍未发现刘某与交通技术公司存在劳务关系的直接证据。

2017年6月19日,白云区安全监管局派员赶赴佛山市刘某住处送达"信访答复书",向刘某本人详细解释其投诉事项的调查处理过程和现阶段调查结论。鉴于无法查实刘某与交通技术公司存在劳务关系,也没有提供职业病诊断结论,提出了两个救济途径:一是请其向用人单位所在地、本人户籍所在地或者经常居住地依法承担职业病诊断的医疗卫生机构申请职业病诊断,二是在申请职业病诊断过程中,在确认劳动者职业史、职业病危害接触史时,如其对劳动关系有争议的,可以向当地的劳动人事争议仲裁委员会申请劳动关系仲裁。2017年6月22日,广州市安全监管局将案件办理的后续调查处理工作情况报告广东省安全监管局。

2017年7月4日,广州市、白云区安全监管局联合调查组对交通技术公司的整改情况进行了复查,对现场的主要场所进行了现场拍照。随后,联合调查组带着那名刘某"认识"的员工和交通技术公司的照片到佛山市刘某的住处,由刘某本人进行辨认,并固定了辨认过程与辨认对象的证据。2017年7月20日,联合调查组带着第二份"信访答复书"和前段时间对刘某与交通技术公司有关劳动关系的相关调查材料,在当地安全监管局和居委会人员的见证下送达刘某手上，并就下一步刘某本人如何确定与交通技术公司的劳动关系进行了详细的说明。刘某对广州市、白云区安全监管部门开展工作的情况表示满意。

2017年11月21日，刘某向广州市安全监管局提出政府信息公开申请（涉及刘某的职业史的信息资料）。2017年12月4日，广州市安全监管局经审核，根据《中华人民共和国政府信息公开条例》第十七条和第二十一条第（一）项的规定，向刘某公开广州市安全监管局在信访办案过程中获取的交通技术公司老员工龚某的指证资料、工资发放签名表和工商营业执照复印件等信息资料。至此，刘某投诉交通技术公司的职业卫生违法信访案件依法依规办结。

【答复难点】

1. 关于接触的施工材料是否导致发生了中风瘫痪职业病的问题。

白云区安全监管局收到刘某的投诉后，立即组织执法人员走访多个地点，对交通技术公司的地址进行了多次深入的调查核实。广州市、白云区安全监管局联合调查组及时就该公司存在的职业卫生方面的问题进行了执法检查，向该公司发出《责令限期整改指令书》，要求该公司在规定时间内对存在问题进行整改，并对该公司的违法行为依法进行立案查处。在整改复查时，联合调查组发现某职业卫生技术服务公司未对交通技术公司从事道路斑马线画线的工作岗位进行职业卫生技术检测，立即要求某环境监测有限公司对道路斑马线画线施工的工作场所进行补测，并对道路斑马线画线使用的原辅材料进行全部抽样分析，保证交通技术公司的全部工作场所的检测完全符合检测规范要求，为刘某下一步在确定劳动关系后申请职业病诊断提供客观真实的依据。因此，对于刘某接触到的施工材料是否导致其发生了中风瘫痪职业

案例十 广州市白云区某交通技术工程有限公司职业病危害纠纷信访投诉

病的问题,尚不能作出是否具有关联性的调查结论。

2. 关于刘某与交通技术公司的劳动关系问题。

本案中,信访人刘某个人无法提供其与交通技术公司存在劳动关系的相关证明材料,广州市安全监管局和白云区安全监管局联合调查组结合刘某中风后行动不便的具体情况,将交通技术公司目前的所在地的关键位置拍照,制成图册,并带上刘某"认识"的同事和企业指定的专人,到佛山市刘某的住地由刘某本人进行当场指认。在刘某非常确定地辨认到需要指认的一名同事和该公司场地的情况下,广州市安全监管局依法将有关刘某与交通技术公司是否存在劳动关系的佐证材料,通过政府信息公开的方式向刘某本人及其亲属进行了公开,为下一步刘某申请劳动关系仲裁提供证据支持。

【焦点问题】

本案有两个焦点问题。

1. 信访人不能被诊断为职业病而所在用人单位存在的职业卫生违法行为应否给予行政处罚。

本案中,交通技术公司存在未按照规定组织劳动者进行职业卫生培训,未对劳动者个人职业病防护采取指导、督查措施的行为,违反了《中华人民共和国职业病防治法》第三十五条第二款关于"用人单位应当对劳动者进行上岗前职业卫生培训和在岗期间的定期职业卫生培训,普及职业卫生知识,督促劳动者遵守职业病防治法律、法规、规章和操作规程,指导劳动者正确使用职业病防护设备和个人使用的职业病防护用品"的规定。白云区安全监管局依据《中华人民共和国职业病防治法》第七十一条第(四)项的规定,对交通技术公司作出罚款人民币4万元整的行政处罚。

在执法实践中,用人单位有的职业卫生违法行为已经产生对劳动者生命健康造成了损害，而有的职业卫生违法行为并没有产生对劳动者生命健康造成实质性损害。在适用法律的时候，已经产生损害生命健康的行为，必然应依法给予行政处罚，而没有产生损害生命健康的行为，则应依照法律规定有关情形决定是否给予行政处罚。也就是说，是否产生有损害生命健康的事实，并不是作出职业卫生行政处罚的前提条件，要视职业卫生违法行为的严重程度和法律法规适用的程序性规定而定。本案中，信访人刘某因劳动关系不确定而未能进入职业病诊断程序，即交通技术公司还没有产生有损害生命健康的事实行为，白云区安全监管局仍然依法对交通技术公司没有落实职业卫生整改措施的违法行为实施了行政处罚。这完全符合职业病防治法的规定。因此，在预防、控制和消除职业病的过程中，采取预防性执法是必不可少的重要环节，在违法损害后果还没有产生的时候，就应通过行政执法、行政处罚的手段警示和教育用人单位落实职业病防治主体责任。

2. 如何分析确定移动式工作场所职业病危害与职业病诊断的关系。

本案中，信访投诉人刘某反映其接触施工使用的材料不合格，导致中风瘫痪。调查发现，刘某发病时并不在工作岗位，而是离职后到劳务市场登记应聘时发病晕倒在路边，被路人拨打"120"送院诊治。调查显示，刘某从事的作业是用人单位在交通道路上组织的交通标志线的画线工作，而且是6年前的事情，这类作业本身就是移动式的作业形式，没有相对固定的、可复制的工作场所。随着经济社会发展，交通标志线画线工作所使用的原材料可能已经发生变化，无法复原当时的工作现场进行职业病危害因素的监督监测。而且，交通技术公司的职业卫生管理及台账资料几乎为零，更没有在6年前就依法进行职业病危害因素定期检测的台账资料，没有相关工作现场存在职业病危害的证据资料,这种情况给信访办案部门进一步查明刘某的工作场所职业病危害造成了很大的难度。

关于移动式工作场所的职业病危害因素的检测问题,从现有检测技术规范来讲,应不存在技术问题,而是一个履行职业病防治主体责任的认识问题。只要是客观真实的移动式工作现场,那么,经过规范取样、严谨实验分析得出的检测数据,应该能够客观反映工作场所的职业病危害因素的浓度(强度),并从中分析其潜在的职业病危害风险及其危害后果。在如何提供申请职业病诊断资料的实证问题上,如果没有了工作场所的第一现场状况,并且无法还原过去的工作场所环境,那么,从依法保护劳动者生命健康的角度来看,除了对同一用人单位的现有工作场所及所使用的原辅料进行监督监测,还可以就相同性质、相同工艺、相同原辅料的工作场所进行类比检测,为申请诊断职业病提供有效的旁证资料,除非有直接的证据排除了这个旁证资料的证明力。《中华人民共和国职业病防治法》第四十七条明确规定:"没有证据否定职业病危害因素与病人临床表现之间的必然联系的,应当诊断为职业病。"因此,在本案中,除应对交通技术公司现在使用的原材料、设备和工作现场进行职业病危害因素检测外,还可以在无法辨识、无法检测交通技术公司现有作业场所的职业病危害因素的情况下,实施对同一性质工作场所的类比检测,为做好下一步的职业病诊断提供可参考的调查资料。

【办案启示】

本案的妥善有效处置主要有三点启示。

1. 信访引入执法处罚程序,主动作为取信于信访人。

在信访办案过程中,偶尔会有信访人投诉执法办案部门行政不作为或者偏袒用人单位选择性执法的情况。为确保信访办案的公正、公平、公开,群众信访时所指向的目标企业单位应及时引入行政执法检查，不仅要关注信访人所指出的用人单位在个人职业病诊治方面违法违规的问题，而且还要对用人单位在履行职业病防治主体责任方面的全部事项进行全面深入倒查。对检查发现的职业卫生违法违规行为，该责令改正的，应制作执法文书责令改正；该立案查处的，依法进行行政处罚；该提请县级人民政府关闭的，依法实施政府关闭。可以说，没有依法严格的执法查处，就没有严格意义的落实用人单位职业病防治主体责任，也就无法做到公平公正取信于信访人。

本案中，白云区安全监管局深入一线调查核实信访人提出的个人诉求事项，组织执法力量对交通技术公司全面落实职业病防治主体责任的事实情况，进行了严格的现场执法，当场制作责令整改指令书，责令其依法依规做好职业病危害项目申报、职业病危害因素定期检测、职业健康检查及职业卫生管理制度及档案建设等工作，并依法给予了4万元的行政处罚。

2. 加强证据收集和鉴别，依法引导信访人寻求救济途径。

信访工作政策性强，办案时限紧，并且与人民群众的切身利益密切相连。作为执法办案人员，要充分考虑到信访投诉人的合法诉求，集中精力寻找解决问题的方式方法，而不能以追诉时限或者过去时间长为由，简单推诿应付了事；要沉下心从信访人的简朴、简单的语境中，寻找案件侦查的方向和突破口，要深入现场、逐一实地调查和核实所有的疑虑问题。当情况有变化时，应及时与信访人沟通反馈，细致分析和反复核实相关信息进展情况，设法寻找问题真相，以此取信于信访人，并及时将调查结果告知信访人。在调查处理中，如果涉及本部门职责以外的关键问题，要主动做足相关的调查取证动作，并通过政府信息公开的方式向信访人提供有用的证据资料，依法规范引导信访人通过合法途径寻求救济，最大限度地维护信访人的正当权益。

本案中，信访人刘某无法提供其作为交通技术公司员工的任何证据,导致案件的调查处理陷入困境和盲点。如果确无证据确定刘某与交通技术公司的劳动关系,那么,刘某所诉的职业病诊断问题的调查和处置则无法推进或者解决。为了打开调查突破口,广州市安全监管局和白云区安全监管局组织执法办案人员,实施对交通技术公司的突击现场检查,查阅并复印了该公司历年的劳动合同、工资发放表、工程施工单据,从中寻找有用的证据线索,但依然查找不到任何有关刘某的信息资料。在这种情况下,交通技术公司还提交了一份关于从来没有聘请过刘某的书面证明。尽管出现这样不利的情形,广州市安全监管局的执法人员仍然没有放弃努力,最终通过对固定物的照片取证、关键证人的当面指认,为信访人下一步申请劳动仲裁,证明其与交通技术公司劳动关系提供有力帮助和证据支持。

3. 善于运用法治思维,有效破解执法办案难题。

法治思维是一种办案本领。所谓的法治思维即法律思维,是指以合法性为出发点,以追求公平正义为目标,按照法律逻辑和法律价值观来思考、解决问题的思维模式。由此可见,合法性是法治思维的基本指引。职业健康信访案件的办理能否做到合法性,从法律逻辑来看,一定要做到过五关,即主体权限关、事实关、证据关、法律关和程序关。首先,要确保权利义务主体清晰,要有明确的行政主体与行政相对人主体,特别是各方的权利义务来源与范围要精确,当事人之间的主体适格和责任边界要清晰。其次,要有充分证据证明事实清楚,要严格区分法律事实与客观事实,要透过事物的现象把握住核心问题和疑点问题。遵从证据的"三性"即关联性、合法性和真实性,做好证据的固定工作,而且调查取证工作必须具有合法性,应注意情理排斥和取证技巧。再次,要依法执法,应从实体根据与程序正当两个方面,防止具体行政行为不当或者乱作为,要关注新法与旧法的适用、遵循下位法服从上位法的原则,所出具的行政执法文书应载明法律依据全称。最后，要守住底线，遵循"法定职责必须为、法无授权不可为"的原则，牢记行政执法"忠于职守、坚持原则、秉公执法"三大准则，履行"出示证件、保守相关秘密"的附带义务，努力做到依法公正文明规范廉洁执法。

【专家点评】

职业健康永远在路上，生命健康是最美好的东西。预防和控制职业病的对策措施，离不开工作场所的职业病危害因素检测数据。而现实情况是许多中小企业未能落实职业病防治主体责任，职业卫生管理处于空白状态，职业健康保护无从谈起。国际劳工组织确定了"让工作与劳动者相适应"的职业安全健康保护原则，真正具有社会责任意识和责任行为的用人单位，都应清醒地认识到职业病危害因素检测数据能够保护、挽救生命健康。

要让工作与劳动者相适应，真正实现有职业病危害必须有防护，关键在职业病危害因素检测数据的客观性、专业性和有效性。《中华人民共和国职业病防治法》强制性要求用人单位的职业病危害因素检测和监测义务，我们在医学临床上也特别关注职业病危害因素检测数据。因为这与职业病的发病趋势和特点密切相关。在预防和控制职业病的过程中，有3组数据非常重要，即现场的检测数据、劳动者健康检查数据和职业病治疗过程数据。三者之间的数据息息相关、相互影响。在职业病预防和控制过程中，用人单位一定要高度重视职业病危害因素检测数据在职业卫生管理中的基础性作用，并以此作为履行职业病防治主体责任的切入点，作为提升职业卫生管理水平的新的出发点和关键控制点。

（广东省职业病防治院　闫雪华）

案例十 广州市白云区某交通技术工程有限公司职业病危害纠纷信访投诉

【疾病链接】——职业性急性中毒性脑病

（1）概述。职业性急性化学物中毒性神经系统疾病是指劳动者在职业活动中短期内接触较大量化学物所致的以神经系统损害为主的全身性疾病。职业性急性中毒性神经系统损害可由多种毒物所致，临床表现的类型不一，常见临床类型包括急性中毒性脑病、急性中毒性脊髓病、中毒性周围神经病。

（2）引起职业性急性中毒性脑病的毒物。①直接影响脑组织代谢或抑制酶活性的毒物有铅、四乙基铅、三烷基锡、砷化物、硼烷、汽油、苯、甲苯、二硫化碳、三氯乙烯、甲醇、乙醇、氯乙醇、甲硫醇、氯甲烷、碘甲烷、二氯乙烷、四氯乙烷、环氧乙烷、四氯化碳、乙酸丁酯、有机磷类、氨基甲酸酯类、拟除虫菊酯类、杀虫脒、有机汞类、磷化氢、溴甲烷、沙蚕毒素类、氟乙酰胺、毒鼠强、丙烯酰胺等；②导致脑组织缺氧的毒物有一氧化碳、硫化氢、氰化物、丙酮氰醇、丙烯腈等。

（3）发病机制。职业性急性中毒性脑病为短时间内接触高剂量神经毒物所致，一般发病急。但一些毒物如四乙基铅、溴甲烷、碘甲烷、三烷基锡、有机汞等导致的急性中毒可有数小时、数天、甚至两三周的潜伏期才发病，在潜伏期内可无明显症状，而一旦出现症状，病情迅速进展。氰化物、一氧化碳等引起的中毒性脑病，则可于急性期恢复后两三周出现损及底节及大脑皮层下白质所致的迟发脑病。急性中毒性脑病的病理特点为脑水肿，一般多表现为全脑症状和颅内压增高，严重者可出现脑疝，少数出现局灶性脑损害。

（4）临床表现。①轻度急性中毒性脑病，如出现剧烈的头痛、头昏、失眠、恶心、呕吐、全身乏力、精神萎靡，并出现步态蹒跚或具有易兴奋，情绪激动，易怒等精神症状；出现轻度意识障碍，如意识模糊、嗜睡或出现朦胧状态。②中度急性中毒性脑病，出现中度意识障碍，如谵妄状态、混浊状态；出现癫痫大发作样抽搐；出现轻度中毒性脑病的临床表现并伴有双侧锥体束征。③重度急性中毒性脑病，出现重度意识障碍，如浅昏迷、中度昏迷、深昏迷、植物状态；出现明显的精神症状，如定向障碍、幻觉、妄想、精神运动性兴奋或攻击行为；出现癫痫持续状态；有脑疝形成的表现；有局灶性脑损害表现，如皮质性失明、小脑性共济失调、帕金森综合征等。脑电图检查结果提示有中度及高度异常；脑诱发电位中枢段潜伏时可延长；头颅电子计算机断层扫描（computed tomography，CT）或磁共振成像（magnetic resonance imaging，MRI）结果可显示脑水肿。

（5）诊断。根据短期内接触较大量化学物的职业史和出现以神经系统损害为主的临床表现，结合必要的实验室检查结果及现场劳动卫生学调查资料，排除其他原因所致类似疾病后，依据《职业性急性化学物中毒性神经系统疾病诊断标准》（GBZ 76—2002）进行诊断。诊断职业性急性化学物中毒性脑病时，需与中枢神经系统感染、脑血管意外、颅脑外伤、代谢障碍疾病、癫痫、急性药物中毒、心因性精神障碍等鉴别。

（6）治疗及处理。病因治疗：如有相应指征者，应及时应用络合剂、特效解毒剂或血液净化疗法。给予合理氧疗，有条件者给予高压氧治疗，对缺氧性脑病者尤为重要；积极防治脑水肿，控制液体入量，给予高渗脱水剂、肾上腺糖皮质激素、利尿剂等；控制抽搐，可用抗癫痫药或安定剂，必要时可用超短时效的麻醉药；应用促进脑细胞功能恢复的药物；其他对症支持治疗。

附录　中华人民共和国职业病防治法

(2017年11月4日修正版)

2001年10月27日第九届全国人民代表大会常务委员会第二十四次会议通过，2002年5月1日实施。

根据2011年12月31日第十一届全国人民代表大会常务委员会第二十四次会议《关于修改〈中华人民共和国职业病防治法〉的决定》第一次修正，自公布之日起施行。

根据2016年7月2日第十二届全国人民代表大会常务委员会第二十一次会议通过《关于修改〈中华人民共和国节约能源法〉等六部法律的决定》第二次修正，自2016年9月1日起施行。

根据2017年11月4日第十二届全国人民代表大会常务委员会第三十次会议通过《关于修改〈中华人民共和国会计法〉等十一部法律的决定》第三次修正，自2017年11月5日起施行。

第一章　总　　则

第一条　为了预防、控制和消除职业病危害，防治职业病，保护劳动者健康及其相关权益，促进经济社会发展，根据宪法，制定本法。

第二条　本法适用于中华人民共和国领域内的职业病防治

活动。

本法所称职业病,是指企业、事业单位和个体经济组织等用人单位的劳动者在职业活动中,因接触粉尘、放射性物质和其他有毒、有害因素而引起的疾病。

职业病的分类和目录由国务院卫生行政部门会同国务院安全生产监督管理部门、劳动保障行政部门制定、调整并公布。

第三条 职业病防治工作坚持预防为主、防治结合的方针,建立用人单位负责、行政机关监管、行业自律、职工参与和社会监督的机制,实行分类管理、综合治理。

第四条 劳动者依法享有职业卫生保护的权利。

用人单位应当为劳动者创造符合国家职业卫生标准和卫生要求的工作环境和条件,并采取措施保障劳动者获得职业卫生保护。

工会组织依法对职业病防治工作进行监督,维护劳动者的合法权益。用人单位制定或者修改有关职业病防治的规章制度,应当听取工会组织的意见。

第五条 用人单位应当建立、健全职业病防治责任制,加强对职业病防治的管理,提高职业病防治水平,对本单位产生的职业病危害承担责任。

第六条 用人单位的主要负责人对本单位的职业病防治工作全面负责。

第七条 用人单位必须依法参加工伤保险。

国务院和县级以上地方人民政府劳动保障行政部门应当加强对工伤保险的监督管理,确保劳动者依法享受工伤保险待遇。

第八条 国家鼓励和支持研制、开发、推广、应用有利于职业病防治和保护劳动者健康的新技术、新工艺、新设备、新材料,加强对职业病的机理和发生规律的基础研究,提高职业病防治科学技术水平;积极采用有效的职业病防治技术、工艺、设备、材料;限制使用或者淘汰职业病危害严重的技术、工艺、设备、材料。

国家鼓励和支持职业病医疗康复机构的建设。

第九条 国家实行职业卫生监督制度。

国务院安全生产监督管理部门、卫生行政部门、劳动保障行政部门依照本法和国务院确定的职责,负责全国职业病防治的监督管理工作。国务院有关部门在各自的职责范围内负责职业病防治的有关监督管理工作。

县级以上地方人民政府安全生产监督管理部门、卫生行政部门、劳动保障行政部门依据各自职责,负责本行政区域内职业病防治的监督管理工作。县级以上地方人民政府有关部门在各自的职责范围内负责职业病防治的有关监督管理工作。

县级以上人民政府安全生产监督管理部门、卫生行政部门、劳动保障行政部门(以下统称职业卫生监督管理部门)应当加强沟通,密切配合,按照各自职责分工,依法行使职权,承担责任。

第十条 国务院和县级以上地方人民政府应当制定职业病防治规划,将其纳入国民经济和社会发展计划,并组织实施。

县级以上地方人民政府统一负责、领导、组织、协调本行政区域的职业病防治工作,建立健全职业病防治工作体制、机制,统一领导、指挥职业卫生突发事件应对工作;加强职业病防治能力建设和服务体系建设,完善、落实职业病防治工作责任制。

乡、民族乡、镇的人民政府应当认真执行本法,支持职业卫生监督管理部门依法履行职责。

第十一条 县级以上人民政府职业卫生监督管理部门应当加强对职业病防治的宣传教育,普及职业病防治的知识,增强用人单位的职业病防治观念,提高劳动者的职业健康意识、自我保护意识和行使职业卫生保护权利的能力。

第十二条　有关防治职业病的国家职业卫生标准，由国务院卫生行政部门组织制定并公布。

国务院卫生行政部门应当组织开展重点职业病监测和专项调查，对职业健康风险进行评估，为制定职业卫生标准和职业病防治政策提供科学依据。

县级以上地方人民政府卫生行政部门应当定期对本行政区域的职业病防治情况进行统计和调查分析。

第十三条　任何单位和个人有权对违反本法的行为进行检举和控告。有关部门收到相关的检举和控告后，应当及时处理。

对防治职业病成绩显著的单位和个人，给予奖励。

第二章　前期预防

第十四条　用人单位应当依照法律、法规要求，严格遵守国家职业卫生标准，落实职业病预防措施，从源头上控制和消除职业病危害。

第十五条　产生职业病危害的用人单位的设立除应当符合法律、行政法规规定的设立条件外，其工作场所还应当符合下列职业卫生要求：

（一）职业病危害因素的强度或者浓度符合国家职业卫生标准；

（二）有与职业病危害防护相适应的设施；

（三）生产布局合理，符合有害与无害作业分开的原则；

（四）有配套的更衣间、洗浴间、孕妇休息间等卫生设施；

（五）设备、工具、用具等设施符合保护劳动者生理、心理健康的要求；

（六）法律、行政法规和国务院卫生行政部门、安全生产监督管理部门关于保护劳动者健康的其他要求。

第十六条 国家建立职业病危害项目申报制度。

用人单位工作场所存在职业病目录所列职业病的危害因素的,应当及时、如实向所在地安全生产监督管理部门申报危害项目,接受监督。

职业病危害因素分类目录由国务院卫生行政部门会同国务院安全生产监督管理部门制定、调整并公布。职业病危害项目申报的具体办法由国务院安全生产监督管理部门制定。

第十七条 新建、扩建、改建建设项目和技术改造、技术引进项目(以下统称建设项目)可能产生职业病危害的,建设单位在可行性论证阶段应当进行职业病危害预评价。

医疗机构建设项目可能产生放射性职业病危害的,建设单位应当向卫生行政部门提交放射性职业病危害预评价报告。卫生行政部门应当自收到预评价报告之日起三十日内,作出审核决定并书面通知建设单位。未提交预评价报告或者预评价报告未经卫生行政部门审核同意的,不得开工建设。

职业病危害预评价报告应当对建设项目可能产生的职业病危害因素及其对工作场所和劳动者健康的影响作出评价,确定危害类别和职业病防护措施。

建设项目职业病危害分类管理办法由国务院安全生产监督管理部门制定。

第十八条 建设项目的职业病防护设施所需费用应当纳入建设项目工程预算,并与主体工程同时设计,同时施工,同时投入生产和使用。

建设项目的职业病防护设施设计应当符合国家职业卫生标准和卫生要求;其中,医疗机构放射性职业病危害严重的建设项目的防护设施设计,应当经卫生行政部门审查同意后,方可施工。

建设项目在竣工验收前,建设单位应当进行职业病危害控制效果评价。

医疗机构可能产生放射性职业病危害的建设项目竣工验收时，其放射性职业病防护设施经卫生行政部门验收合格后，方可投入使用；其他建设项目的职业病防护设施应当由建设单位负责依法组织验收，验收合格后，方可投入生产和使用。安全生产监督管理部门应当加强对建设单位组织的验收活动和验收结果的监督核查。

第十九条　国家对从事放射性、高毒、高危粉尘等作业实行特殊管理。具体管理办法由国务院制定。

第三章　劳动过程中的防护与管理

第二十条　用人单位应当采取下列职业病防治管理措施：

（一）设置或者指定职业卫生管理机构或者组织，配备专职或者兼职的职业卫生管理人员，负责本单位的职业病防治工作；

（二）制定职业病防治计划和实施方案；

（三）建立、健全职业卫生管理制度和操作规程；

（四）建立、健全职业卫生档案和劳动者健康监护档案；

（五）建立、健全工作场所职业病危害因素监测及评价制度；

（六）建立、健全职业病危害事故应急救援预案。

第二十一条　用人单位应当保障职业病防治所需的资金投入，不得挤占、挪用，并对因资金投入不足导致的后果承担责任。

第二十二条　用人单位必须采用有效的职业病防护设施，并为劳动者提供个人使用的职业病防护用品。

用人单位为劳动者个人提供的职业病防护用品必须符合防治职业病的要求；不符合要求的，不得使用。

第二十三条　用人单位应当优先采用有利于防治职业病和保

护劳动者健康的新技术、新工艺、新设备、新材料,逐步替代职业病危害严重的技术、工艺、设备、材料。

第二十四条 产生职业病危害的用人单位,应当在醒目位置设置公告栏,公布有关职业病防治的规章制度、操作规程、职业病危害事故应急救援措施和工作场所职业病危害因素检测结果。

对产生严重职业病危害的作业岗位,应当在其醒目位置,设置警示标识和中文警示说明。警示说明应当载明产生职业病危害的种类、后果、预防以及应急救治措施等内容。

第二十五条 对可能发生急性职业损伤的有毒、有害工作场所,用人单位应当设置报警装置,配置现场急救用品、冲洗设备、应急撤离通道和必要的泄险区。

对放射工作场所和放射性同位素的运输、贮存,用人单位必须配置防护设备和报警装置,保证接触放射线的工作人员佩戴个人剂量计。

对职业病防护设备、应急救援设施和个人使用的职业病防护用品,用人单位应当进行经常性的维护、检修,定期检测其性能和效果,确保其处于正常状态,不得擅自拆除或者停止使用。

第二十六条 用人单位应当实施由专人负责的职业病危害因素日常监测,并确保监测系统处于正常运行状态。

用人单位应当按照国务院安全生产监督管理部门的规定,定期对工作场所进行职业病危害因素检测、评价。检测、评价结果存入用人单位职业卫生档案,定期向所在地安全生产监督管理部门报告并向劳动者公布。

职业病危害因素检测、评价由依法设立的取得国务院安全生产监督管理部门或者设区的市级以上地方人民政府安全生产监督管理部门按照职责分工给予资质认可的职业卫生技术服务机构进行。职业卫生技术服务机构所作检测、评价应当客观、真实。

发现工作场所职业病危害因素不符合国家职业卫生标准和卫

生要求时，用人单位应当立即采取相应治理措施，仍然达不到国家职业卫生标准和卫生要求的，必须停止存在职业病危害因素的作业；职业病危害因素经治理后，符合国家职业卫生标准和卫生要求的，方可重新作业。

第二十七条　职业卫生技术服务机构依法从事职业病危害因素检测、评价工作，接受安全生产监督管理部门的监督检查。安全生产监督管理部门应当依法履行监督职责。

第二十八条　向用人单位提供可能产生职业病危害的设备的，应当提供中文说明书，并在设备的醒目位置设置警示标识和中文警示说明。警示说明应当载明设备性能、可能产生的职业病危害、安全操作和维护注意事项、职业病防护以及应急救治措施等内容。

第二十九条　向用人单位提供可能产生职业病危害的化学品、放射性同位素和含有放射性物质的材料的，应当提供中文说明书。说明书应当载明产品特性、主要成分、存在的有害因素、可能产生的危害后果、安全使用注意事项、职业病防护以及应急救治措施等内容。产品包装应当有醒目的警示标识和中文警示说明。贮存上述材料的场所应当在规定的部位设置危险物品标识或者放射性警示标识。

国内首次使用或者首次进口与职业病危害有关的化学材料，使用单位或者进口单位按照国家规定经国务院有关部门批准后，应当向国务院卫生行政部门、安全生产监督管理部门报送该化学材料的毒性鉴定以及经有关部门登记注册或者批准进口的文件等资料。

进口放射性同位素、射线装置和含有放射性物质的物品的，按照国家有关规定办理。

第三十条　任何单位和个人不得生产、经营、进口和使用国家明令禁止使用的可能产生职业病危害的设备或者材料。

第三十一条 任何单位和个人不得将产生职业病危害的作业转移给不具备职业病防护条件的单位和个人。不具备职业病防护条件的单位和个人不得接受产生职业病危害的作业。

第三十二条 用人单位对采用的技术、工艺、设备、材料,应当知悉其产生的职业病危害,对有职业病危害的技术、工艺、设备、材料隐瞒其危害而采用的,对所造成的职业病危害后果承担责任。

第三十三条 用人单位与劳动者订立劳动合同(含聘用合同,下同)时,应当将工作过程中可能产生的职业病危害及其后果、职业病防护措施和待遇等如实告知劳动者,并在劳动合同中写明,不得隐瞒或者欺骗。

劳动者在已订立劳动合同期间因工作岗位或者工作内容变更,从事与所订立劳动合同中未告知的存在职业病危害的作业时,用人单位应当依照前款规定,向劳动者履行如实告知的义务,并协商变更原劳动合同相关条款。

用人单位违反前两款规定的,劳动者有权拒绝从事存在职业病危害的作业,用人单位不得因此解除与劳动者所订立的劳动合同。

第三十四条 用人单位的主要负责人和职业卫生管理人员应当接受职业卫生培训,遵守职业病防治法律、法规,依法组织本单位的职业病防治工作。

用人单位应当对劳动者进行上岗前的职业卫生培训和在岗期间的定期职业卫生培训,普及职业卫生知识,督促劳动者遵守职业病防治法律、法规、规章和操作规程,指导劳动者正确使用职业病防护设备和个人使用的职业病防护用品。

劳动者应当学习和掌握相关的职业卫生知识,增强职业病防范意识,遵守职业病防治法律、法规、规章和操作规程,正确使用、维护职业病防护设备和个人使用的职业病防护用品,发现职业病危害事故隐患应当及时报告。

劳动者不履行前款规定义务的,用人单位应当对其进行教育。

第三十五条 对从事接触职业病危害的作业的劳动者,用人单位应当按照国务院安全生产监督管理部门、卫生行政部门的规定组织上岗前、在岗期间和离岗时的职业健康检查,并将检查结果书面告知劳动者。职业健康检查费用由用人单位承担。

用人单位不得安排未经上岗前职业健康检查的劳动者从事接触职业病危害的作业;不得安排有职业禁忌的劳动者从事其所禁忌的作业;对在职业健康检查中发现有与所从事的职业相关的健康损害的劳动者,应当调离原工作岗位,并妥善安置;对未进行离岗前职业健康检查的劳动者不得解除或者终止与其订立的劳动合同。

职业健康检查应当由取得《医疗机构执业许可证》的医疗卫生机构承担。卫生行政部门应当加强对职业健康检查工作的规范管理,具体管理办法由国务院卫生行政部门制定。

第三十六条 用人单位应当为劳动者建立职业健康监护档案,并按照规定的期限妥善保存。

职业健康监护档案应当包括劳动者的职业史、职业病危害接触史、职业健康检查结果和职业病诊疗等有关个人健康资料。

劳动者离开用人单位时,有权索取本人职业健康监护档案复印件,用人单位应当如实、无偿提供,并在所提供的复印件上签章。

第三十七条 发生或者可能发生急性职业病危害事故时,用人单位应当立即采取应急救援和控制措施,并及时报告所在地安全生产监督管理部门和有关部门。安全生产监督管理部门接到报告后,应当及时会同有关部门组织调查处理;必要时,可以采取临时控制措施。卫生行政部门应当组织做好医疗救治工作。

附录 中华人民共和国职业病防治法

对遭受或者可能遭受急性职业病危害的劳动者,用人单位应当及时组织救治、进行健康检查和医学观察,所需费用由用人单位承担。

第三十八条 用人单位不得安排未成年工从事接触职业病危害的作业;不得安排孕期、哺乳期的女职工从事对本人和胎儿、婴儿有危害的作业。

第三十九条 劳动者享有下列职业卫生保护权利:

(一)获得职业卫生教育、培训;

(二)获得职业健康检查、职业病诊疗、康复等职业病防治服务;

(三)了解工作场所产生或者可能产生的职业病危害因素、危害后果和应当采取的职业病防护措施;

(四)要求用人单位提供符合防治职业病要求的职业病防护设施和个人使用的职业病防护用品,改善工作条件;

(五)对违反职业病防治法律、法规以及危及生命健康的行为提出批评、检举和控告;

(六)拒绝违章指挥和强令进行没有职业病防护措施的作业;

(七)参与用人单位职业卫生工作的民主管理,对职业病防治工作提出意见和建议。

用人单位应当保障劳动者行使前款所列权利。因劳动者依法行使正当权利而降低其工资、福利等待遇或者解除、终止与其订立的劳动合同的,其行为无效。

第四十条 工会组织应当督促并协助用人单位开展职业卫生宣传教育和培训,有权对用人单位的职业病防治工作提出意见和建议,依法代表劳动者与用人单位签订劳动安全卫生专项集体合同,与用人单位就劳动者反映的有关职业病防治的问题进行协调并督促解决。

工会组织对用人单位违反职业病防治法律、法规，侵犯劳动者合法权益的行为，有权要求纠正；产生严重职业病危害时，有权要求采取防护措施，或者向政府有关部门建议采取强制性措施；发生职业病危害事故时，有权参与事故调查处理；发现危及劳动者生命健康的情形时，有权向用人单位建议组织劳动者撤离危险现场，用人单位应当立即作出处理。

第四十一条　用人单位按照职业病防治要求，用于预防和治理职业病危害、工作场所卫生检测、健康监护和职业卫生培训等费用，按照国家有关规定，在生产成本中据实列支。

第四十二条　职业卫生监督管理部门应当按照职责分工，加强对用人单位落实职业病防护管理措施情况的监督检查，依法行使职权，承担责任。

第四章　职业病诊断与职业病病人保障

第四十三条　医疗卫生机构承担职业病诊断，应当经省、自治区、直辖市人民政府卫生行政部门批准。省、自治区、直辖市人民政府卫生行政部门应当向社会公布本行政区域内承担职业病诊断的医疗卫生机构的名单。

承担职业病诊断的医疗卫生机构应当具备下列条件：
（一）持有《医疗机构执业许可证》；
（二）具有与开展职业病诊断相适应的医疗卫生技术人员；
（三）具有与开展职业病诊断相适应的仪器、设备；
（四）具有健全的职业病诊断质量管理制度。

承担职业病诊断的医疗卫生机构不得拒绝劳动者进行职业病诊断的要求。

第四十四条　劳动者可以在用人单位所在地、本人户籍所在地或者经常居住地依法承担职业病诊断的医疗卫生机构进行职业病诊断。

第四十五条 职业病诊断标准和职业病诊断、鉴定办法由国务院卫生行政部门制定。职业病伤残等级的鉴定办法由国务院劳动保障行政部门会同国务院卫生行政部门制定。

第四十六条 职业病诊断,应当综合分析下列因素:

(一) 病人的职业史;

(二) 职业病危害接触史和工作场所职业病危害因素情况;

(三) 临床表现以及辅助检查结果等。

没有证据否定职业病危害因素与病人临床表现之间的必然联系的,应当诊断为职业病。

职业病诊断证明书应当由参与诊断的取得职业病诊断资格的执业医师签署,并经承担职业病诊断的医疗卫生机构审核盖章。

第四十七条 用人单位应当如实提供职业病诊断、鉴定所需的劳动者职业史和职业病危害接触史、工作场所职业病危害因素检测结果等资料;安全生产监督管理部门应当监督检查和督促用人单位提供上述资料;劳动者和有关机构也应当提供与职业病诊断、鉴定有关的资料。

职业病诊断、鉴定机构需要了解工作场所职业病危害因素情况时,可以对工作场所进行现场调查,也可以向安全生产监督管理部门提出,安全生产监督管理部门应当在十日内组织现场调查。用人单位不得拒绝、阻挠。

第四十八条 职业病诊断、鉴定过程中,用人单位不提供工作场所职业病危害因素检测结果等资料的,诊断、鉴定机构应当结合劳动者的临床表现、辅助检查结果和劳动者的职业史、职业病危害接触史,并参考劳动者的自述、安全生产监督管理部门提供的日常监督检查信息等,作出职业病诊断、鉴定结论。

劳动者对用人单位提供的工作场所职业病危害因素检测结果等资料有异议,或者因劳动者的用人单位解散、破产,无用人单位提供上述资料的，诊断、鉴定机构应当提请安全生产监督管理部门进行调查，安全生产监督管理部门应当自接到申请之日起三十日内对存在异议的资料或者工作场所职业病危害因素情况作出判定；有关部门应当配合。

第四十九条　职业病诊断、鉴定过程中，在确认劳动者职业史、职业病危害接触史时，当事人对劳动关系、工种、工作岗位或者在岗时间有争议的，可以向当地的劳动人事争议仲裁委员会申请仲裁；接到申请的劳动人事争议仲裁委员会应当受理，并在三十日内作出裁决。

当事人在仲裁过程中对自己提出的主张，有责任提供证据。劳动者无法提供由用人单位掌握管理的与仲裁主张有关的证据的，仲裁庭应当要求用人单位在指定期限内提供；用人单位在指定期限内不提供的，应当承担不利后果。

劳动者对仲裁裁决不服的，可以依法向人民法院提起诉讼。

用人单位对仲裁裁决不服的，可以在职业病诊断、鉴定程序结束之日起十五日内依法向人民法院提起诉讼；诉讼期间，劳动者的治疗费用按照职业病待遇规定的途径支付。

第五十条　用人单位和医疗卫生机构发现职业病病人或者疑似职业病病人时，应当及时向所在地卫生行政部门和安全生产监督管理部门报告。确诊为职业病的，用人单位还应当向所在地劳动保障行政部门报告。接到报告的部门应当依法作出处理。

第五十一条　县级以上地方人民政府卫生行政部门负责本行政区域内的职业病统计报告的管理工作，并按照规定上报。

第五十二条　当事人对职业病诊断有异议的，可以向作出诊断的医疗卫生机构所在地地方人民政府卫生行政部门申请鉴定。

职业病诊断争议由设区的市级以上地方人民政府卫生行政部门根据当事人的申请，组织职业病诊断鉴定委员会进行鉴定。

当事人对设区的市级职业病诊断鉴定委员会的鉴定结论不服

的,可以向省、自治区、直辖市人民政府卫生行政部门申请再鉴定。

第五十三条 职业病诊断鉴定委员会由相关专业的专家组成。

省、自治区、直辖市人民政府卫生行政部门应当设立相关的专家库,需要对职业病争议作出诊断鉴定时,由当事人或者当事人委托有关卫生行政部门从专家库中以随机抽取的方式确定参加诊断鉴定委员会的专家。

职业病诊断鉴定委员会应当按照国务院卫生行政部门颁布的职业病诊断标准和职业病诊断、鉴定办法进行职业病诊断鉴定,向当事人出具职业病诊断鉴定书。职业病诊断、鉴定费用由用人单位承担。

第五十四条 职业病诊断鉴定委员会组成人员应当遵守职业道德,客观、公正地进行诊断鉴定,并承担相应的责任。职业病诊断鉴定委员会组成人员不得私下接触当事人,不得收受当事人的财物或者其他好处,与当事人有利害关系的,应当回避。

人民法院受理有关案件需要进行职业病鉴定时,应当从省、自治区、直辖市人民政府卫生行政部门依法设立的相关的专家库中选取参加鉴定的专家。

第五十五条 医疗卫生机构发现疑似职业病病人时,应当告知劳动者本人并及时通知用人单位。

用人单位应当及时安排对疑似职业病病人进行诊断;在疑似职业病病人诊断或者医学观察期间,不得解除或者终止与其订立的劳动合同。

疑似职业病病人在诊断、医学观察期间的费用,由用人单位承担。

第五十六条 用人单位应当保障职业病病人依法享受国家规定的职业病待遇。

用人单位应当按照国家有关规定,安排职业病病人进行治疗、康复和定期检查。

用人单位对不适宜继续从事原工作的职业病病人,应当调离原岗位,并妥善安置。

用人单位对从事接触职业病危害的作业的劳动者,应当给予适当岗位津贴。

第五十七条 职业病病人的诊疗、康复费用,伤残以及丧失劳动能力的职业病病人的社会保障,按照国家有关工伤保险的规定执行。

第五十八条 职业病病人除依法享有工伤保险外,依照有关民事法律,尚有获得赔偿的权利的,有权向用人单位提出赔偿要求。

第五十九条 劳动者被诊断患有职业病,但用人单位没有依法参加工伤保险的,其医疗和生活保障由该用人单位承担。

第六十条 职业病病人变动工作单位,其依法享有的待遇不变。

用人单位在发生分立、合并、解散、破产等情形时,应当对从事接触职业病危害的作业的劳动者进行健康检查,并按照国家有关规定妥善安置职业病病人。

第六十一条 用人单位已经不存在或者无法确认劳动关系的职业病病人,可以向地方人民政府民政部门申请医疗救助和生活等方面的救助。

地方各级人民政府应当根据本地区的实际情况,采取其他措施,使前款规定的职业病病人获得医疗救治。

第五章 监督检查

第六十二条 县级以上人民政府职业卫生监督管理部门依照

职业病防治法律、法规、国家职业卫生标准和卫生要求,依据职责划分,对职业病防治工作进行监督检查。

第六十三条 安全生产监督管理部门履行监督检查职责时,有权采取下列措施:

(一)进入被检查单位和职业病危害现场,了解情况,调查取证;

(二)查阅或者复制与违反职业病防治法律、法规的行为有关的资料和采集样品;

(三)责令违反职业病防治法律、法规的单位和个人停止违法行为。

第六十四条 发生职业病危害事故或者有证据证明危害状态可能导致职业病危害事故发生时,安全生产监督管理部门可以采取下列临时控制措施:

(一)责令暂停导致职业病危害事故的作业;

(二)封存造成职业病危害事故或者可能导致职业病危害事故发生的材料和设备;

(三)组织控制职业病危害事故现场。

在职业病危害事故或者危害状态得到有效控制后,安全生产监督管理部门应当及时解除控制措施。

第六十五条 职业卫生监督执法人员依法执行职务时,应当出示监督执法证件。

职业卫生监督执法人员应当忠于职守,秉公执法,严格遵守执法规范;涉及用人单位的秘密的,应当为其保密。

第六十六条 职业卫生监督执法人员依法执行职务时,被检查单位应当接受检查并予以支持配合,不得拒绝和阻碍。

第六十七条 卫生行政部门、安全生产监督管理部门及其职业卫生监督执法人员履行职责时,不得有下列行为:

(一)对不符合法定条件的,发给建设项目有关证明文件、

资质证明文件或者予以批准;

(二)对已经取得有关证明文件的,不履行监督检查职责;

(三)发现用人单位存在职业病危害的,可能造成职业病危害事故,不及时依法采取控制措施;

(四)其他违反本法的行为。

第六十八条 职业卫生监督执法人员应当依法经过资格认定。

职业卫生监督管理部门应当加强队伍建设,提高职业卫生监督执法人员的政治、业务素质,依照本法和其他有关法律、法规的规定,建立、健全内部监督制度,对其工作人员执行法律、法规和遵守纪律的情况,进行监督检查。

第六章 法律责任

第六十九条 建设单位违反本法规定,有下列行为之一的,由安全生产监督管理部门和卫生行政部门依据职责分工给予警告,责令限期改正;逾期不改正的,处十万元以上五十万元以下的罚款;情节严重的,责令停止产生职业病危害的作业,或者提请有关人民政府按照国务院规定的权限责令停建、关闭:

(一)未按照规定进行职业病危害预评价的;

(二)医疗机构可能产生放射性职业病危害的建设项目未按照规定提交放射性职业病危害预评价报告,或者放射性职业病危害预评价报告未经卫生行政部门审核同意,开工建设的;

(三)建设项目的职业病防护设施未按照规定与主体工程同时设计、同时施工、同时投入生产和使用的;

(四)建设项目的职业病防护设施设计不符合国家职业卫生标准和卫生要求,或者医疗机构放射性职业病危害严重的建设项目的防护设施设计未经卫生行政部门审查同意擅自施工的;

（五）未按照规定对职业病防护设施进行职业病危害控制效果评价的；

（六）建设项目竣工投入生产和使用前，职业病防护设施未按照规定验收合格的。

第七十条　违反本法规定，有下列行为之一的，由安全生产监督管理部门给予警告，责令限期改正；逾期不改正的，处十万元以下的罚款：

（一）工作场所职业病危害因素检测、评价结果没有存档、上报、公布的；

（二）未采取本法第二十一条规定的职业病防治管理措施的；

（三）未按照规定公布有关职业病防治的规章制度、操作规程、职业病危害事故应急救援措施的；

（四）未按照规定组织劳动者进行职业卫生培训，或者未对劳动者个人职业病防护采取指导、督促措施的；

（五）国内首次使用或者首次进口与职业病危害有关的化学材料，未按照规定报送毒性鉴定资料以及经有关部门登记注册或者批准进口的文件的。

第七十一条　用人单位违反本法规定，有下列行为之一的，由安全生产监督管理部门责令限期改正，给予警告，可以并处五万元以上十万元以下的罚款：

（一）未按照规定及时、如实向安全生产监督管理部门申报产生职业病危害的项目的；

（二）未实施由专人负责的职业病危害因素日常监测，或者监测系统不能正常监测的；

（三）订立或者变更劳动合同时，未告知劳动者职业病危害真实情况的；

（四）未按照规定组织职业健康检查、建立职业健康监护档

案或者未将检查结果书面告知劳动者的;

(五) 未依照本法规定在劳动者离开用人单位时提供职业健康监护档案复印件的。

第七十二条 用人单位违反本法规定,有下列行为之一的,由安全生产监督管理部门给予警告,责令限期改正,逾期不改正的,处五万元以上二十万元以下的罚款;情节严重的,责令停止产生职业病危害的作业,或者提请有关人民政府按照国务院规定的权限责令关闭:

(一) 工作场所职业病危害因素的强度或者浓度超过国家职业卫生标准的;

(二) 未提供职业病防护设施和个人使用的职业病防护用品,或者提供的职业病防护设施和个人使用的职业病防护用品不符合国家职业卫生标准和卫生要求的;

(三) 对职业病防护设备、应急救援设施和个人使用的职业病防护用品未按照规定进行维护、检修、检测,或者不能保持正常运行、使用状态的;

(四) 未按照规定对工作场所职业病危害因素进行检测、评价的;

(五) 工作场所职业病危害因素经治理仍然达不到国家职业卫生标准和卫生要求时,未停止存在职业病危害因素的作业的;

(六) 未按照规定安排职业病病人、疑似职业病病人进行诊治的;

(七) 发生或者可能发生急性职业病危害事故时,未立即采取应急救援和控制措施或者未按照规定及时报告的;

(八) 未按照规定在产生严重职业病危害的作业岗位醒目位置设置警示标识和中文警示说明的;

(九) 拒绝职业卫生监督管理部门监督检查的;

(十) 隐瞒、伪造、篡改、毁损职业健康监护档案、工作场

所职业病危害因素检测评价结果等相关资料,或者拒不提供职业病诊断、鉴定所需资料的;

(十一)未按照规定承担职业病诊断、鉴定费用和职业病病人的医疗、生活保障费用的。

第七十三条 向用人单位提供可能产生职业病危害的设备、材料,未按照规定提供中文说明书或者设置警示标识和中文警示说明的,由安全生产监督管理部门责令限期改正,给予警告,并处五万元以上二十万元以下的罚款。

第七十四条 用人单位和医疗卫生机构未按照规定报告职业病、疑似职业病的,由有关主管部门依据职责分工责令限期改正,给予警告,可以并处一万元以下的罚款;弄虚作假的,并处二万元以上五万元以下的罚款;对直接负责的主管人员和其他直接责任人员,可以依法给予降级或者撤职的处分。

第七十五条 违反本法规定,有下列情形之一的,由安全生产监督管理部门责令限期治理,并处五万元以上三十万元以下的罚款;情节严重的,责令停止产生职业病危害的作业,或者提请有关人民政府按照国务院规定的权限责令关闭:

(一)隐瞒技术、工艺、设备、材料所产生的职业病危害而采用的;

(二)隐瞒本单位职业卫生真实情况的;

(三)可能发生急性职业损伤的有毒、有害工作场所、放射工作场所或者放射性同位素的运输、贮存不符合本法第二十五条规定的;

(四)使用国家明令禁止使用的可能产生职业病危害的设备或者材料的;

(五)将产生职业病危害的作业转移给没有职业病防护条件的单位和个人,或者没有职业病防护条件的单位和个人接受产生职业病危害的作业的;

（六）擅自拆除、停止使用职业病防护设备或者应急救援设施的；

（七）安排未经职业健康检查的劳动者、有职业禁忌的劳动者、未成年工或者孕期、哺乳期女职工从事接触职业病危害的作业或者禁忌作业的；

（八）违章指挥和强令劳动者进行没有职业病防护措施的作业的。

第七十六条　生产、经营或者进口国家明令禁止使用的可能产生职业病危害的设备或者材料的，依照有关法律、行政法规的规定给予处罚。

第七十七条　用人单位违反本法规定，已经对劳动者生命健康造成严重损害的，由安全生产监督管理部门责令停止产生职业病危害的作业，或者提请有关人民政府按照国务院规定的权限责令关闭，并处十万元以上五十万元以下的罚款。

第七十八条　用人单位违反本法规定，造成重大职业病危害事故或者其他严重后果，构成犯罪的，对直接负责的主管人员和其他直接责任人员，依法追究刑事责任。

第七十九条　未取得职业卫生技术服务资质认可擅自从事职业卫生技术服务的，或者医疗卫生机构未经批准擅自从事职业病诊断的，由安全生产监督管理部门和卫生行政部门依据职责分工责令立即停止违法行为，没收违法所得；违法所得五千元以上的，并处违法所得二倍以上十倍以下的罚款；没有违法所得或者违法所得不足五千元的，并处五千元以上五万元以下的罚款；情节严重的，对直接负责的主管人员和其他直接责任人员，依法给予降级、撤职或者开除的处分。

第八十条　从事职业卫生技术服务的机构和承担职业病诊断的医疗卫生机构违反本法规定，有下列行为之一的，由安全生产监督管理部门和卫生行政部门依据职责分工责令立即停止违法行为,给予警告,没收违法所得;违法所得五千元以上的,并处违法所得二倍以上五倍以下的罚款;没有违法所得或者违法所得不足五千元的,并处五千元以上二万元以下的罚款;情节严重的,由原认可或者批准机关取消其相应的资格;对直接负责的主管人员和其他直接责任人员,依法给予降级、撤职或者开除的处分;构成犯罪的,依法追究刑事责任:

(一)超出资质认可或者批准范围从事职业卫生技术服务或者职业病诊断的;

(二)不按照本法规定履行法定职责的;

(三)出具虚假证明文件的。

第八十一条 职业病诊断鉴定委员会组成人员收受职业病诊断争议当事人的财物或者其他好处的,给予警告,没收收受的财物,可以并处三千元以上五万元以下的罚款,取消其担任职业病诊断鉴定委员会组成人员的资格,并从省、自治区、直辖市人民政府卫生行政部门设立的专家库中予以除名。

第八十二条 卫生行政部门、安全生产监督管理部门不按照规定报告职业病和职业病危害事故的,由上一级行政部门责令改正,通报批评,给予警告;虚报、瞒报的,对单位负责人、直接负责的主管人员和其他直接责任人员依法给予降级、撤职或者开除的处分。

第八十三条 县级以上地方人民政府在职业病防治工作中未依照本法履行职责,本行政区域出现重大职业病危害事故、造成严重社会影响的,依法对直接负责的主管人员和其他直接责任人员给予记大过直至开除的处分。

县级以上人民政府职业卫生监督管理部门不履行本法规定的职责,滥用职权、玩忽职守、徇私舞弊,依法对直接负责的主管人员和其他直接责任人员给予记大过或者降级的处分;造成职业病危害事故或者其他严重后果的,依法给予撤职或者开除的处分。

第八十四条 违反本法规定,构成犯罪的,依法追究刑事责任。

第七章 附 则

第八十五条 本法下列用语的含义:

职业病危害,是指对从事职业活动的劳动者可能导致职业病的各种危害。职业病危害因素包括:职业活动中存在的各种有害的化学、物理、生物因素以及在作业过程中产生的其他职业有害因素。

职业禁忌,是指劳动者从事特定职业或者接触特定职业病危害因素时,比一般职业人群更易于遭受职业病危害和罹患职业病或者可能导致原有自身疾病病情加重,或者在从事作业过程中诱发可能导致对他人生命健康构成危险的疾病的个人特殊生理或者病理状态。

第八十六条 本法第二条规定的用人单位以外的单位,产生职业病危害的,其职业病防治活动可以参照本法执行。

劳务派遣用工单位应当履行本法规定的用人单位的义务。

中国人民解放军参照执行本法的办法,由国务院、中央军事委员会制定。

第八十七条 对医疗机构放射性职业病危害控制的监督管理,由卫生行政部门依照本法的规定实施。

第八十八条 本法自2002年5月1日起施行。

参 考 文 献

[1] 刘移民. 职业病防治理论与实践 [M]. 北京：化学工业出版社，2010.
[2] 刘移民. 职业病预防控制与管理 [M]. 北京：中国人民大学出版社，2014.
[3] 王致. 汽车制造行业职业病预防控制与管理 [M]. 北京：中国人民大学出版社，2015.
[4] 王致. 船舶制造行业职业病预防控制与管理 [M]. 北京：中国人民大学出版社，2015.
[5] 王致，唐侍豪. 砷及其固体化合物的职业危害与预防措施 [J]. 广东安全生产，2014，253（10）：34-35.